LETTRE-PRÉFACE

MON CHER COLLÈGUE,

Je viens de lire, tout d'une traite, votre manuscrit. Il est très intéressant et très *suggestif*, pour employer le jargon du jour. Si, dans les Champs-Elysées des cliniciens, Bazin et Pidoux prennent connaissance de cette œuvre, soyez sûr qu'ils béniront, en vous, un élève *spirituel*, alors que tant de leurs disciples *temporels* ont déserté leurs doctrines et les ont abandonnées sans défense ! A notre époque où l'on doute de tout, sauf des microbes, et où des représentants *autorisés* de la médecine moderne croient devoir définir *excellemment* l'arthritisme

L'ARTHRITISME

Sa Nature — Sa Médication — Son Hygiène

« un prétexte pour les gens bien portants d'aller se reposer un mois dans une station thermale », vous avez bien fait d'opérer le groupement, éloquent et arithmétique, de toutes les preuves, biochimiques et pathogénétiques, qui militent en faveur de la diathèse arthritique, considérée comme entité morbide.

Vous n'avez, peut-être, pas assez insisté sur ce point : la *dyspepsie*, préludant, presque constamment, à l'évolution de l'arthritisme, en raison d'une incomplète transformation des *ingesta*. Ce n'est pas que je veuille revenir aux anciennes théories « physiologiques » et placer dans l'estomac le siège primitif de tout vice dystrophique, de toute aberration nutritive. Mais je crois sincèrement, qu'en soignant, dès le début, les troubles fonctionnels du tube digestif (et notamment ceux de l'estomac et du foie), nous pouvons arrêter, neuf fois sur dix, *ab ovo* les manifestations de l'uricémie et de la dyscrasie acide. Voyez quels succès curatifs remportent nos voisins les Allemands, qui ont, en quelque sorte, l'obsession clinique de l'« *Unterleibsvollblütigkeit* » et ruminent, sans cesse, le calembour de Stahl : *vena portarum, porta malorum*, véritable *manè-thécel-pharès* de la bourgeoisie jouisseuse, qui vit et pense surtout pour et par le ventre !

> « Et qui stomachum regem totius corporis esse
> Contendunt, verâ niti ratione videntur. »

Les troubles dyspeptiques préludant à l'arthritisme consistent, d'ordinaire, en un catarrhe gastrique sub-aigu, qui entraîne, avec l'augmentation du mucus, la diminution des ferments pepsiques, et se traduit bientôt par des fermentations anormales (lactique, butyrique, acétique, septique). Le chyle, insuffisamment élaboré, peut, secondairement, hypérémier l'intestin grêle, et causer un catarrhe duodénal, qui vient perturber, étrangement, les facultés absorbantes des chylifères. Voilà, selon moi, le processus dystrophique habituel... Je ne prétends point qu'on ne trouve jamais la dilatation d'estomac : mais cette ectasie est un épiphénomène, commun à tout gros mangeur, à tout flatulent, à tous ceux qui ne savent pas immoler leurs appétits à leur santé et apprécier ces dîners de Platon, si médiocres et pourtant si délicieux.... le lendemain. L'ampliation n'éteint point, d'ailleurs, toujours la contractilité gastrique : parfois même, elle l'exalte. Ce qui est morbide, ce n'est donc pas la dilatation de l'estomac, c'est la rétention des aliments indigérés et leur fermentation anormale, qui ne sauraient se produire lorsqu'existent des ferments *normaux* et une quantité *normale* du mucus.

Où je m'éloigne surtout des Beau et des Broussais, c'est en reconnaissant que cette dyspepsie des arthritiques n'est, elle-même, qu'une fluxion *rhumatoïde*, survenant sur des tissus musculo-fibreux *prédisposés*, et cela, à la faveur d'un régime défectueux ou simplement surabondant. De ce moment, se déroule toute la gamme chromatique des misères arthritiques. Mais la dyspepsie n'est pas absolument primitive : j'invoque, pour elle, une prédisposition héréditaire, dans l'innervation et la vascularisation de l'appareil gastrique : *faiblesse native*, que l'on surprend, parfois, dès le sein même de la nourrice...

Je n'insisterai pas sur le *trauma* hépatique, chroniquement exercé par la perturbation gastro-duodénale. Je n'affirmerai pas, non plus, avec Bazin, que le pyrosis, l'œsophagisme, les exaspérations barométriques, caractérisent toujours la dyspepsie rhumatismale. J'insisterai seulement sur l'énorme utilité de la diète et des boissons aqueuses, pour combattre ces troubles dyspeptiques qui, dérivés d'une erreur de régime, sont essentiellement justiciables du repos diététique de l'organe.

Je voudrais, enfin, en terminant cette courte préface, désigner les caractères différentiels qui séparent, selon moi, l'arthritique de l'herpétique, le rhumatisant du dartreux. La dyspepsie de l'arthritique est flatulente et acide ; celle de l'herpétique est gastralgique et nerveuse. L'arthritique tend à l'obésité et à la diaphorèse ; l'herpétique est toujours maigre et sa peau est ordinairement sèche. L'arthritique est soumis à la constipation et aux hémorroïdes ; l'herpétique à la diarrhée et aux varices des jambes et du scrotum.... L'arthritique se plaint de céphalées congestives, hémicrâniennes ; il est alopécique de bonne heure, il souffre de douleurs musculo-articulaires, concordant avec les variations atmosphériques et météoriques. L'herpétique est sujet aux névralgies, aux névroses, à l'hypocondrie (je suis assez tenté de rattacher la neurasthénie plutôt à l'herpétisme qu'à l'arthritisme) ; il est en proie à des flux biliaires, à des hypersécrétions bronchiques, à la polyurie. Enfin, comme dernier signalement, l'iode est le remède héroïque de l'arthritisme, pendant que l'arsenic est surtout celui de l'herpétisme. Toutefois, chez les arthritiques *congestifs*, je vous recommande l'union des trois médications : iodée, arsénicale, alcaline.

En voilà bien long, mon cher collègue, pour une simple préface sans prétention. Je vous félicite d'avoir écrit un travail clair et complet, sur un sujet controversé. Je vous sais gré d'avoir appelé à votre aide la chimie, science bien moins hypothétique, bien moins conjecturale que la bactériologie, aujourd'hui à la mode. C'est en imposant à la médecine, comme le voulait Bouillaud, le frein des méthodes exactes, qu'on l'élèvera, un jour, à toute la dignité dont cet art est susceptible. Ayez conscience d'avoir, pour votre modeste part, contribué à ce progrès. Tous les esprits judicieux seront heureux, je crois, de le reconnaître.

Votre dévoué collègue,

Dr E. MONIN.

Paris, le 27 Juillet 1892.

INTRODUCTION

Esquisser une monographie de l'arthritisme est une tâche difficile et périlleuse — nous ne nous le dissimulons pas — et si nous osons l'aborder aujourd'hui, c'est que, d'une part, nos études nous ont depuis longtemps attiré vers ce sujet et que, de l'autre, il nous semble, à tous égards, digne du plus haut intérêt.

L'arthritisme est la maladie du siècle; comme les animaux du fabuliste, nous n'en mourons pas tous, mais tous nous en sommes plus ou moins atteints. Seules, peut-être, les populations des campagnes, grâce à leur hygiène naturelle, échappent à cette diathèse; mais dans les villes, nous naissons presque tous ou devenons arthritiques. Il y a longtemps déjà, Marchal (de Calvi), pressentait cet état de choses lorsqu'il disait plaisamment : « *L'humanité tourne à l'aigre; la grande diathèse humaine, c'est l'acidisme* ».

Loin de s'amender, cette tendance morbide n'a fait que s'accentuer de nos jours : conséquence fatale de notre vie outrancière, de notre surmenage intellectuel et physique, de l'abus des alcools et du tabac, d'une alimentation vicieuse, à la fois, dans sa qualité et sa quantité, pour tout dire, enfin, d'une hygiène déplorable, elle s'est développée parallèlement à ces diverses causes.

Il est vrai de dire qu'une réaction semble, aujourd'hui, s'opérer dans le sens d'une hygiène plus saine et plus rationnelle. On commence à comprendre, comme l'a dit un de nos plus charmants poètes, que :

Il n'est trésor que de santé !
Aux bien portants la vie est brève,
Si loin qu'ils caressent le rêve
Exquis de la longévité.

Armand Silvestre (1).

Mais le mal est trop profond pour disparaître de sitôt : quoi qu'on fasse, on ne pourra que l'atténuer, sans le déraciner entièrement. L'hygiène, d'ailleurs, quelle que soit sa haute importance biologique, ne saurait guère aspirer, en cette matière, qu'au rôle prophylactique ou, tout au plus, palliatif. On a dit que, dans le traitement des maladies, les moyens hygiéniques devaient avoir le pas sur ceux de la pharmacie (Monin). Formulée comme thèse générale, cette proposition nous semble excessive : il eût été plus juste, à notre sens, de dire qu'ils doivent se

(1) Sonnet liminaire de l'*Hygiène des riches*, par le Dr Monin.

prêter un mutuel concours « *non sunt opponendi, sed perpetuo jungendi fœdere* » (Stoll).

Le discrédit, souvent justifié, des médicaments, dans le traitement des diathèses, ne tient, au fond, qu'à la façon irrationnelle dont on les emploie. On ne veut pas comprendre qu'à un état morbide constitutionnel et chronique, il faut opposer une médication précoce et persévérante. « Aujourd'hui, dit le Dr Oscar Jennings, que le temps vaut de l'argent, que l'argent prime tout et que chaque heure est comptée, les malades insistent pour être traités *cito tuto et jucunde*, » ce qui veut dire sans se donner le moindre mal ou dérangement. » *(La santé par le tricycle*, p. 3). La diathèse goutteuse ne saurait, quoi qu'on fasse, se guérir en quelques septénaires, comme une pneumonie ou une fièvre typhoïde ; il en est de même du diabète et de toutes les diathèses en général.

Notre prétention n'est pas de chercher, ici, à diminuer l'importance du traitement hygiénique. Nous reconnaissons, au contraire, que dans l'arthritisme, l'hygiène est la condition indispensable et la pierre fondamentale de la guérison. Professer une autre opinion serait aller à l'encontre des enseignements de la médecine moderne et méconnaître la haute valeur scientifique des travaux récents de G. Sée, Dujardin-Baumetz, Bouchard, etc., pour ne citer que les principaux. Nous aurons souvent occasion, dans ce travail, de leur faire de larges et utiles emprunts et d'affirmer ainsi notre entière adhésion à leurs sages préceptes ; mais, encore une fois, nous ne croyons pas que l'hygiène seule suffise pour triompher d'une diathèse. La thérapeutique nous offre de trop précieuses ressources pour qu'il soit permis de les dédaigner ; il suffira de mieux la connaître, de savoir en diriger l'emploi dans un sens plus pratique et plus rationnel, pour en retirer tous les bénéfices qu'on est en droit d'en attendre.

C'est en nous plaçant à ce point de vue que nous essaierons d'établir les règles et les indications principales de la *médication iodée* pour la cure de l'arthritisme ; nous ferons en cela moins de la théorie que de la pratique, nous rappelant cet axiôme fondamental de la médecine, que l'expérience seule prouve la valeur des médications « *in medicina majorem vim facit experientià quam ratio.* » (Baglivi).

CHAPITRE PREMIER.

L'ARTHRITISME CHEZ LES ANCIENS. — CONCEPTION MODERNE DE L'ARTHRITISME. — LES MALADIES PAR RALENTISSEMENT DE LA NUTRITION. — LA DIATHÈSE ACIDE.

Les anciens n'attachaient pas au mot « arthritisme » l'acception si large que nous sommes aujourd'hui habitués à lui donner. Ils appelaient de ce nom le rhumatisme et la goutte qu'ils confondaient dans une description commune : *articulorum passio*. Ce n'est qu'à dater du jour où le rhumatisme fut distingué nettement de la goutte, c'est-à-dire à la suite des travaux de Baillou (au XVIe siècle), que le mot *arthritis*, qui n'avait plus sa raison d'être, tomba en désuétude et finit par disparaître du langage médical.

Il n'a été ressuscité que dans la première moitié de ce siècle, par Gintrac et surtout Bazin, qui l'ont appliqué l'un à la goutte, l'autre à un état morbide constitutionnel qui comprend à la fois le rhumatisme et la goutte, considérés comme deux variétés d'une même maladie, ou encore, pour nous servir d'une comparaison de Pidoux, « comme deux branches émanant d'un même tronc. »

Depuis, le mot *arthritisme* a été conservé au langage médical par Cazalis et Noël Guéneau de Mussy ; il est employé aujourd'hui par Bouchard pour désigner une diathèse dont la caractéristique est une nutrition retardante.... Cazalis disait autrefois que l'arthritis est une *diathèse congestive*, opinion partagée par Sénac et H. Huchard, ce dernier caractérisant cliniquement l'arthritis par « *sa tendance aux poussées congestives et à l'artério-sclérose.* » (Doct. Alex. Renault, *in Mementos thérapeutiques des praticiens*, 1891, p. 37 et 38).

De nos jours, le mot *arthritisme* sert à désigner une diathèse, ou, si l'on aime mieux, une *constitution morbide* qui prédispose à un certain nombre de maladies, ayant entre elles un lien étroit de parenté, bien que différentes dans leurs modalités particulières.

Les pathologistes, il faut le reconnaître, sont assez d'accord sur la nomenclature des états morbides dérivés de l'arthritisme et même sur les caractères généraux de cette diathèse. Où ils commencent à se séparer, c'est lorsqu'il s'agit d'en formuler la théorie. Nous allons passer rapidement en revue les opinions les plus accréditées, nous réservant d'adopter celle qui nous semblera la mieux fondée et de dégager, en tous cas, les faits bien acquis et indiscutables du fatras des hypothèses et des probabilités.

Le docteur Monin définit l'arthritisme ou arthritis « la disposition générale de l'organisme qui donne naissance aux affections rhumatismales et goutteuses » (*Hygiène des riches*, p. 56). Outre qu'elle n'indique pas en quoi consiste cette disposition morbide, quels en sont la nature, les causes et les effets, cette définition est beaucoup trop restreinte. Nous verrons, en effet, qu'il faut comprendre dans l'arthritisme un grand nombre d'autres maladies, qui n'ont qu'un rapport éloigné avec le rhumatisme et la goutte.

C'est Bouchard qui, dans ses remarquables leçons de 1880 sur les *maladies par ralentissement de la nutrition*, a donné de la diathèse arthritique la définition la plus large et, à notre sens, la plus juste. Pour lui, cette diathèse comprend toutes les maladies, et elles sont nombreuses, caractérisées par un vice nutritif commun, que Bence-Jones avait décrit sous le nom de suboxydation et qu'il appelle, lui, *nutrition retardante*.

Les caractères de la nutrition retardante sont au nombre de neuf, d'après Bouchard.

« Je dis qu'il y a nutrition retardante :

1° Quand, après l'ingestion d'une quantité déterminée d'aliments, l'organisme met un temps plus considérable qu'à l'état normal pour revenir à son poids primitif;

2° Quand la ration d'entretien peut être plus faible que la normale ;

3° Quand le poids du corps augmente avec la ration normale ;

4° Quand, avec la ration d'entretien, la quantité des excreta est moindre que la normale ;

5° Quand, pendant l'abstinence, la quantité des excreta est moindre que normalement;

6° Quand, pendant l'abstinence, la diminution du poids du corps est moindre que normalement;

7° Quand on voit apparaître dans les excreta des produits incomplètement élaborés, l'acide urique, l'acide oxalique, les autres acides organiques, les acides gras volatils ;

8° Quand il s'accumule dans le corps un ou plusieurs principes immédiats, l'alimentation étant d'ailleurs normale ;

9° Quand il y a, plus qu'à l'état normal, un abaissement de la température du corps, pendant le repas et l'abstinence et particulièrement pendant le sommeil. » (Bouchard, p. 374).

« Ces neuf caractères, ajoute le même auteur s'enchaînent ; mais on peut rarement les constater tous. Il suffit qu'un seul parmi eux soit nettement établi ».

Il faut (cela va de soi), que ce trouble nutritif ne soit pas seulement passager ou même plus ou moins prolongé ; il doit être *permanent*, pour créer la diathèse. « Il établit ainsi un lien entre les divers accès d'une même maladie, entre des maladies successives différentes, entre des maladies différentes simultanées. Il est la disposition morbide qui engendre ou qui maintient des maladies en apparence disparates. Il est ce que l'on a appelé et ce que j'appelle aussi la *diathèse*.» Ibid., p. 375).

Ce groupement, sous ce même vocable, de maladies différentes. est précisément l'un des reproches les plus sérieux que l'on ait adressé aux théories de Bouchard « qui ont le tort, remarque Huchard, de réunir, au nom de la chimie, des états morbides que la clinique sépare comme la goutte et le rachitisme, le diabète et l'ostéomalacie. » (Huchard : *Maladies du cœur et des vaisseaux*, p. 326). — Lécorché ne pouvait manquer de formuler la même critique, lui qui a opposé à la théorie de l'*hyponutrition* celle de l'*hypernutrition*. « Indiquons enfin, dit-il, une dernière variété de partisans de l'arthritisme qui, sous le couvert de la pathologie générale, et s'inspirant d'idées larges, très larges, font entrer dans ce cadre, de gré ou de force, la pathologie et, on peut le dire, l'humanité presque tout entière. » (Lécorché : *Traité de la goutte*, p. 426).

Pour Lécorché, la diathèse arthritique n'existe pas ou, tout au moins, n'est pas nettement définie. « Il est devenu, dit-il, de moins en moins facile de faire la lumière dans le chaos nosologique auquel les médecins français ont imposé cette étiquette (d'arthritisme) — qu'on définisse d'abord l'arthritisme, on pourra discuter ensuite. » (Id. loc. cit.)

S'il n'est pas facile, en effet, de donner une définition mathématique de l'arthritisme, on peut, tout au moins, en tracer les caractères généraux. C'est ce que nous allons essayer de faire, en nous inspirant des idées de Bouchard qui nous semblent, quoi qu'on en ait pu dire, les plus conformes à la réalité des faits.

II

Le point de départ de toute hypothèse sur la pathologie des échanges nutritifs, réside dans la théorie cellulaire de la nutrition, théorie universellement admise aujourd'hui, depuis les travaux de Hoppe-Seyler, Traube, Pettenkofer, Voit et Pflüger, confirmée plus récemment par ceux de Pasteur et de Gautier. Dans cette théorie, c'est la *cellule vivante* qui préside elle-même au double travail, à la fois physique et chimique, d'assimilation et de désassimilation, qui constitue la *mutation nutritive;* agissant probablement au même titre et de la même façon que les ferments figurés sur les albuminoïdes, elle les dissocie, fixe les uns et élimine les autres.

« L'assimilation comprend un acte physique, la translation de pénétration, et un acte chimimique, la transmutation vivifiante. — La désassimilation comprend également un acte chimique, la transmutation rétrograde, et un acte physique, la translation d'expulsion. » (Bouchard, p. 16). On a discuté longuement pour savoir si l'acte chimique de l'assimilation (la transmutation vivifiante) portait seulement sur l'albumine fixée, c'est-à-dire sur la sérine (Pflüger-Valentin-Hoppe-Seyler) ou en même temps sur l'albumine absorbée et ingérée.

(Voit-Lécorché). Lécorché a, fort nettement, exposé les deux manières de voir dans son beau *Traité de la Goutte*, pour adopter, en fin de compte, la seconde. Nous ne voyons, pour notre part, dans ces théories, que des spéculations de physiologie transcendante, dont le côté pratique nous échappe. Ce qu'il faut retenir, c'est que, de la plus ou moins grande vitalité des cellules dépend évidemment leur plus ou moins grande puissance de dissociation.

Le rôle de l'oxygène n'est plus ici prépondérant, comme il l'était dans l'ancienne théorie de la nutrition de Lavoisier, où il intervenait comme agent de combustion des albuminoïdes, les transformant en urée si la combustion, était complète, en acide urique dans le cas contraire. Dans la théorie cellulaire de la nutrition, l'oxygène ne joue plus qu'un rôle secondaire ; il n'agit que sur les éléments dissociés de l'albumine. C'est dans la transmutation désassimilatrice ou rétrograde que se font normalement les oxydations (Bouchard).

Le rôle de l'oxygène dans la nutrition a été mis en lumière par les travaux de Pasteur ; d'après ce savant, l'oxygène introduit par la respiration dans le sang communiquerait aux cellules une activité nouvelle suivie du fonctionnement de ces cellules comme ferments. C'est la cellule qui serait alors l agent principal de la combustion : Tous les êtres vivants seraient le siège de fermentations d'une durée variable selon les conditions et la durée de la vie sans air succédant à l'excitation donnée par l'oxygène libre. (Voir De Parville : *Année scientifique 1886*). Ainsi l'oxygène est indispensable à la vie du ferment, la cellule, et à son action sur les albuminoïdes ; mais il n'est pas lui-même l'agent de leur transformation ; la vie n'est, au fond, qu'une fermentation.

Un des privilèges de la cellule vivante, spécialement étudiée par A. Gautier, est de séparer des albuminoïdes les ptomaïnes et les leucomaïnes résultant de leur transformation. Nous insistons sur ce fait, parce qu'il a, dans l'explication de la diathèse arthritique, une importance capitale, sur laquelle nous aurons maintes fois occasion de revenir.

Pettenkofer a démontré que le déchet de la combustion des substances albuminoïdes se retrouvait, en totalité, dans les urines ; de son côté, Bouchard, dans ses recherches sur les autointoxications, a fait voir que la proportion des principes toxiques des urines augmentait dans tous les états où la nutrition, c'est-à-dire le fonctionnement normal de la cellule, était entravé.

Nous ne nous attarderons pas à passer en revue toutes les causes qui peuvent influencer ou vicier chacun des quatre actes de la nutrition. Il nous suffira, maintenant, de dire que le trouble nutritif, lorsqu'il porte sur un ralentissement des métamorphoses organiques, constitue la nutrition retardante, la diathèse arthritique.

Son caractère fondamental est *la prédominance des acides dans l'organisme ; L'arthritisme est une dyscrasie acide.*

On a contesté la théorie de l'*hyponutrition* de Bouchard ; mais le fait de la prédominance des acides dans certains états morbides n'est pas discutable. Il est admis, par tous les physiologistes, pour la goutte et le diabète, pour les maladies artérielles, la dilatation de l'estomac, etc. Cette prédominance des acides organiques dans les humeurs résulte directement du vice nutritif ou, si l'on aime mieux, de l'insuffisance des oxydations dans le travail de la désassimilation. Elle a pour premier effet de diminuer leur alcalinité normale et de créer « une modification chimique du milieu vivant, défavorable à l'assimilation ou trop favorable à la désassimilation de certains composés minéraux. » (Bouchard, p. 51.)

A nos yeux, elle a un second résultat, qui n'a pas encore été signalé au moins d'une façon claire et précise, si ce n'est peut-être par Gautrelet dans son livre indigeste sur les urines. C'est d'exercer sur les tissus vivants une action qui modifie à la longue leur élasticité et tend à les scléroser. Mais nous reviendrons plus longuement sur cette conséquence de la dyscrasie acide, envisagée comme cause première de la sclérose.

Quels sont ces acides organiques qui, en s'accumulant dans l'organisme, y provoquent à la longue des troubles si profonds et si enracinés ? La Chimie ne les connaît pas tous, mais le corps humain, témoin plus sûr que tous les réactifs chimiques, en atteste la présence. D'une façon générale, on peut dire que tous les acides qui entrent ou qui se forment dans l'organisme, peuvent, s'ils n'y sont pas brûlés complètement, diminuer l'alcalinité et même produire l'acidité — au moins relative — des tissus et des humeurs. Nous citerons, avec Bouchard, les acides Formique, Acétique, Butyrique, Propionique, Valérique, Caproïque et Caprylique, qui s'éliminent par la peau — les acides Butyrique et Acétique, l'Acide Cholalique, qui s'éliminent par l'intestin ; — les acides Urique, Hippurique, Oxalurique qui s'éliminent par les urines.

Gautrelet (dans son *Essai de Séméiologie urinaire*), a dressé une longue liste de tous les éléments urologiques pouvant dériver de l'albumine, éléments au nombre desquels se rencontrent tous les acides que nous venons de citer et bien d'autres encore. Le défaut capital de ces théories chimiques, qui ne reposent sur aucune expérience positive, est d'assimiler l'organisme vivant à une cornue de laboratoire, et de reposer sur ce principe faux, qu'avec des formules chimiques alignées à la suite les unes des autres, on peut rendre compte de tous les phénomènes qui se passent dans la cellule organisée. Ce sont là de douces rêveries auxquelles il serait puéril d'attacher une valeur scientifique quelconque : L'élément biologique prime tout dès qu'il s'agit de zootechnie.

Mais où Gautrelet a particulièrement vu faux, c'est lorsqu'il soutient que, dans certains cas, le serum sanguin perd complètement son alcalinité et présente, par le fait d'acide lactique libre, *une réaction acide franche*. (p. 277). Le sang subit bien, il est vrai, dans la diathèse acide, une diminution parfois considérable de son alcalescence, mais il ne la perd jamais entièrement. « Parmi les humeurs, dit Bouchard, il en est une (le sang) qui ne devient jamais acide, parce que la vie cesserait avant que son alcalinité ait totalement disparu » (p. 59).

Lécorché, qui n'admet pas la théorie de l'hyponutrition et lui oppose celle de l'hypernutrition, reconnaît, cependant, dans la goutte, cette diminution de l'alcalescence du serum sanguin, qu'il dit avoir lui-même constatée (p. 507). Toutefois, il ne regarde pas comme démontrée la présence dans le sang goutteux d'acides organiques libres (lactique et oxalique principalement) pouvant accuser un ralentissement de la nutrition. Pour lui, la goutte est essentiellement due à l'acide urique. « Pour qu'il y ait goutte, dit-il, il faut qu'il y ait dans le sang de l'acide urique en excès, ou bien il faut que, sans y être augmenté, il passe, par le fait de cette diminution d'alcalescence, à l'état d'acide biurique. Pas de goutte sans biurate de soude » (p. 510).

Cela n'est pas douteux, mais Lécorché nous semble faire fausse route lorsqu'il se refuse à remonter plus haut que l'acide urique dans la genèse de la goutte. Il est bien vrai que c'est la précipitation en milieu acide (ou mieux hypo-alcalin) de l'acide urique qui crée la goutte, au moins comme pathogéne idirecte et prochaine; mais cette précipitation, elle-même, ou plutôt cette *dyscrasie acide* qui la rend possible, à quoi est-elle due? Est-ce à un excès d'acide urique? Non, puisque l'acide urique, par lui-même, n'est presque pas acide et n'impressionne même pas la teinture de tournesol. Il ne saurait pas plus influencer la réaction des humeurs et produire leur acidité. Lécorché reconnaît, d'ailleurs, que pour passer à l'état de biurate de soude insoluble, l'acide urique n'a pas besoin d'être en excès.

Nous conclurons donc que cette diminution de l'alcalescence du sang et des autres humeurs, caractéristique pour nous de la diathèse acide, n'est pas due à l'acide urique, mais à des acides organiques, produits de la désassimilation organique et incomplètement brûlés, sous l'influence d'un trouble nutritif.

Voudrait-on, à la rigueur, que ce trouble nutritif, pour la goutte en particulier, résultât d'une exagération dans le travail fonctionnel des cellules, d'une *hypernutrition ?* Nous ne voyons aucun inconvénient à adopter cette hypothèse, si l'on veut bien reconnaître, avec Huchard, qu'elle n'est pas fondée sur des arguments plus solides et plus vraisemblables que la théorie de l'*hyponutrition* et avouer aussi, avec ce savant clinicien, que « ces vues théoriques n'ont rien ajouté à la thérapeutique des maladies constitutionnelles ou diathésiques. » (Huchard, p. 327).

III

Il reste, enfin, pour expliquer la nature de l'arthritisme, une troisième théorie, qui est celle de Cazalis père ; ce médecin y voyait surtout une *diathèse congestive*. Le docteur H. Cazalis (d'Aix) a exposé les idées de son père à cet égard, et les siennes propres, dans sa belle monographie sur l'hygiène et le régime des arthritiques.

Pour lui, le trait principal, la marque de l'arthritisme serait une prédisposition du tissu conjonctif, par suite de quelque vice sans doute, de quelque déchéance originels, à une irritabilité spéciale, qui fait de lui, dans l'organisme, un lieu de moindre résistance ou un lieu d'élection pour les maladies de l'arthritisme, d'où, chez ces malades, les inflammations si fréquentes et les proliférations de ce tissu. » (Cazalis : Hygiène et régime des arthritiques, p. 7).

Cette théorie a certainement le mérite d'expliquer la plupart des faits de l'arthritisme ; mais si elle constate une prédisposition morbide du tissu conjonctif, elle ne nous apprend rien sur la cause qui la produit ; le docteur Cazalis, il est vrai, n'entend pas répudier la théorie chimique de Bouchard, qu'il accepte, dit-il, presque tout entière (p. 88), mais seulement la compléter par une théorie anatomique ou morphologique.

Nous estimons, pour notre part, que les idées du savant médecin d'Aix sont des plus justes et des plus acceptables. Toutefois, comme le fait Lécorché pour la goutte, Cazalis a le tort d'assigner comme cause générale à l'arthritisme ce qui n'est que le principal et le primordial effet de la diathèse, savoir : l'altération du tissu conjonctif. Cette altération est bien, en effet, constante dans l'arthritisme et rend parfaitement compte du caractère congestif de la diathèse ; mais elle est elle-même sous l'influence du vice nutritif qui a avec elle (nous ne saurions trop le répéter) le rapport de cause à effet.

H. Huchard (qui a fait de l'artériosclérose et des maladies de l'hypertension artérielle une étude si complète et si originale), dit qu'elles dérivent nettement de l'arthritis, ce tronc commun de l'arbre pathologique dont la goutte et le rhumatisme sont les principales branches (p. 194). C'est là, ainsi que nous le verrons, une conséquence directe de l'hyperacidité des humeurs, qui, pour nous, comme pour Bouchard, est la note fondamentale de l'arthritisme.

A cette notion si importante de la prédominance des acides dans l'arthritisme, il convient d'en ajouter une seconde, qui est celle de la prédominance, dans la même diathèse, des toxiques alimentaires ou leucomaïnes. A côté des produits d'excrétion non complètement oxydés (dont nous avons signalé les principaux), il faut placer des substances encore moins connues, mais dont l'existence a été parfaitement constatée; substances azotées, éminemment toxiques, auxquelles on a donné le nom de *leucomaïnes*, par opposition à celui de Ptomaïnes réservé aux poisons cadavériques. Ce sont, pour la plupart, des alcaloïdes organiques, c'est-à-dire des substances azotées, capables de s'unir aux acides à la façon de l'ammoniaque et de former avec eux des combinaisons définies, de véritables sels. A. Gautier, à qui l'on doit les plus beaux travaux sur cette question, pense que ces alcaloïdes organiques sont accompagnés d'autres substances azotées, non alcaloïdiques, qui seraient douées d'une activité plus grande encore ; il leur a donné le nom de leucomaïnes, de λευχομα, blanc d'œuf, pour rappeler qu'elles dérivent toutes de substances albuminoïdes animales.

Plusieurs de ces leucomaïnes ont été retirées de l'urine humaine : Bouchard a constaté, dans ses leçons sur les auto-intoxications, qu'elles augmentaient notablement dans certaines maladies infectieuses, la fièvre typhoïde par exemple. A. Gautier a retiré de la viande fraîche de bœuf un produit analogue à la créatine, la xanthocréatinine, qui est toxique et produit chez les animaux de l'abattement, de la somnolence, une extrême fatigue, diarrhée, etc... « Ces alcaloïdes, remarque M. de Parville, prennent certainement naissance pendant la vie au même titre que l'acide carbonique et que l'urée que nous fabriquons comme produits ultimes de nos combustions intérieures. Donc, les phénomènes vitaux sont corrélatifs de la production de substances toxiques » (p. 106).

On a constaté que ces toxines animales étaient des produits de fermentation *anaérobie*, c'est-à-dire que les cellules-ferments qui les fabriquaient, non seulement vivaient sans oxygène, mais étaient tuées par lui. Pasteur, depuis longtemps déjà, avait émis cette idée que la cellule, au fond de nos organes, au fond de nos tissus, lorsqu'elle n'est plus baignée par une quantité suffisante d'oxygène, provoque de véritables fermentations, à la façon des cellules de levure. » Les quatre cinquièmes environ de nos désassimilations, dit A. Gautier, sont de véritables combustions, des oxydations, des fermentations aérobies, comparables à l'oxydation de l'alcool sous l'influence du *mycoderma vini* ou *aceti*, et un cinquième de ces dédoublements désassimilateurs se produit aux dépens de nos tissus par une fermentation anaérobie. »

Que conclure de tout cela, au point de vue spécial de la diathèse arthritique ? C'est que, si le vice nutritif qui la caractérise ne permet pas l'oxydation complète des produits de désassimilation *(dyscrasie acide)*, il favorisera, par la même raison, la production des leucomaines. En est-il ainsi de fait ? Cela n'est pas douteux. Non seulement l'arthritique fabrique plus de ptomaïnes que qui que ce soit, mais encore il les élimine mal. « Chez beaucoup de ces malades, dit Cazalis, existe un trouble aussi dans l'élimination des déchets organiques, des toxines, par insuffisance du filtre rénal, quelquefois par insuffisance du filtre cutané, souvent encore par l'insuffisance de ce large émonctoire, l'intestin. Des maladies arthritiques peuvent se former par une production excessive de déchets organiques, de toxines ; des maladies arthritiques peuvent se produire ou s'aggraver par un vice dans l'élimination de ces produits. » (p. 5).

Cette insuffisance dans l'élimination des toxines chez les arthritiques est due à ce fait bien connu que tous ces diathésiques sont plus ou moins atteints d'imperméabilité rénale. « Je suis convaincu, pour ma part, dit Huchard, que les excès et surtout les erreurs d'alimentation, en jetant dans l'organisme un grand nombre de substances toxiques, telles que les ptomaïnes non éliminées par le filtre rénal, devenu de bonne heure insuffisant ou imperméable, sont une cause fréquente d'artériosclérose. » (p. VII).

Prédominance des *acides organiques* d'une part, prédominance simultanée ou élimination insuffisante des *toxines alimentaires* de l'autre, telles sont les deux grandes caractéristiques de la diathèse acide, de l'arthritisme.

CHAPITRE DEUXIÈME

SIGNES DE L'ARTHRITISME. — SES PRINCIPALES MODALITÉS. — LES MALADIES DE RICHESSE.

Les notions quelque peu arides que nous venons de donner sur la nature de l'arthritisme ne seraient pas complètes, si nous n'indiquions maintenant les traits les plus saillants de cette diathèse, qui permettent d'en affirmer l'existence avant même l'apparition des accidents morbides qui en résultent. C'est surtout dans le traitement des diathèses, que la précocité est de rigueur ainsi que nous le dirons ; attendre que les accidents graves de la maladie aient fait explosion, c'est s'exposer à un échec presque certain ; les prévenir, c'est, au contraire, faire œuvre sage et vraiment utile.

Les signes de l'arthritisme ont été tracés, de main de maître, par le docteur A. Renault ; nous ne saurions mieux faire que de lui emprunter cette magistrale exposition : « Le type de l'arthritique, dit le docteur A. Renault, est différent dans l'enfance et dans l'âge adulte.

» — Dans l'enfance, les apparences sont à » souhait. Le sujet est vigoureux et bien cons-

» titué. Il est coloré, il transpire facilement, et
» est doué d'un appétit excessif et difficile à
» rassasier....... A l'âge adulte, la plupart des
» arthritiques ont un faciès, un habitus exté-
» rieur qui permettent de les reconnaître à
» distance. Quand on rencontre un sujet, dont
» la calvitie est précoce — chez l'arthritique elle
» commence de 20 à 25 ans — dont la face est
» colorée, surtout après les repas ; dont l'em-
» bonpoint dépasse la normale, relativement à
» l'âge ; dont la transpiration est abondante et
» facile, les troubles vaso-moteurs fréquents,
» on peut, en quelque sorte, affirmer qu'il sera,
» un jour ou l'autre, tributaire du rhumatisme
» ou de la goutte, s'il n'a déjà subi quelques-
» unes de leurs atteintes.

» En dépit des maux qui le menacent et
» qu'il ignore heureusement, son humeur est
» plutôt gaie, mais cependant « son caractère
» est fait de contrastes, passant rapidement de
» la gaieté la plus franche à la tristesse » (H.
» Huchard) à table principalement il est ex-
» pansif et jovial ; car, fâcheusement pour lui,
» il est habituellement gros mangeur, et se
» complaît dans les aliments de haut goût. »

Quelles sont les manifestations pathologiques de l'arthritisme ? C'est ce que nous allons maintenant examiner.

II

Le domaine de l'arthritisme est des plus considérables ; les maladies qui en dérivent sont des plus nombreuses et des plus variées dans leur forme. N'oublions pas que ce qui a permis à Bouchard et à d'autres observateurs de les grouper sous une même étiquette, c'est la conception générale de leur cause commune : le ralentissement nutritif. Si, en fait, ces modalités morbides sont distinctes au point de vue clinique et nécessitent des médications appropriées, non seulement à chacune d'elles, mais encore à chacune des individualités qui en sont atteintes, il n'en est pas de même sous le rapport de l'hygiène. Rien n'empêche même que, les causes générales de la diathèse étant bien connues, on lui oppose une médication univoque, indépendamment des médications spéciales à chaque cas. Nous irons même plus loin et nous dirons que cette unité d'indications hygiéniques et thérapeutiques nous paraît être la meilleure justification de la théorie de Bouchard : si la même médication et les mêmes préceptes hygiéniques conviennent en effet à toutes ces maladies, si différentes en apparence, n'est-ce pas qu'au fond elles reconnaissent une même cause et relèvent d'un même trouble organique ?

Quoiqu'il en soit, voici, d'après Bouchard, les entités morbides comprises dans la dyscrasie acide : le rachitisme, l'ostéomalacie, la lithiase biliaire, l'obésité, le diabète, la goutte, la gravelle, le rhumatisme, l'asthme, la migraine, etc., etc.

L'acide lactique en excès dans le sang serait un des principaux facteurs du *rachitisme*. « On est en droit de supposer que, chez un bon nombre de rachitiques, au moins, l'acide lactique est présent dans l'économie. On comprend dès lors que, s'opposant à la précipitation du phosphate de chaux à l'état tribasique, il intervienne pour sa part dans le défaut de calcification. » (Bouchard, p. 49).

L'ostéomalacie, caractérisée non plus par un défaut de calcification, mais par la destruction de l'os consécutive à la décalcification du tissu osseux normal, serait également, pour une grande part, sous l'influence de l'acide lactique. « L'os ostéomalacique a fréquemment une réaction acide et contient anormalement de l'acide lactique. Or, l'acide lactique, comme les acides carbonique, oxalique, acétique, formique, lorsqu'ils s'accumulent dans le tissu osseux au point de produire la réaction acide de ce tissu, créent une circonstance suffisante pour que le phosphate de chaux d'ossification se redissolve et s'élimine (p. 55).

Ces deux maladies, le rachitisme et l'ostéomalacie, sont dues à l'accumulation des acides organiques dans le tissu osseux ; mais il arrive aussi que d'autres substances puissent se soustraire aux oxydations, par exemple, les matières albuminoïdes, les sucres et les graisses. Les graisses ne sont pas seulement apportées du dehors par l'alimentation ; elles se forment aussi dans l'économie. Tel est, en particulier, le cas de la cholestérine, graisse (pas au sens chimique du mot cependant) non saponifiable, dont la production dépend de l'exagération des aliments gras ou d'un trouble fonctionnel du système nerveux. La cholestérine, qui forme (comme on le sait) un des principaux éléments de la bile, ne peut rester en dissolution que dans un milieu alcalin ; l'acidité de la bile ou simplement la diminution de son alcalinité peut provoquer la précipitation de la cholestérine, la *Lithiase biliaire*.

Si ce sont les graisses neutres qui s'accumulent dans les tissus, nous aurons l'*Obésité* ou *Polysarcie*. Là encore le trouble nutritif se traduit par un défaut de combustion, une insuffisance des oxydations. Presque toujours, chez les obèses, on trouve de l'oxalate de chaux dans les urines et souvent l'on constate la fétidité de l'haleine due aux acides gras volatils.

Lorsque le trouble nutritif porte plus spécialement sur l'élaboration du sucre, on a le *diabète*.

Enfin, la *gravelle*, la *goutte*, relèvent directement de la diathèse acide, la première par formation en excès ou précipitation d'acide urique, la seconde par formation en excès ou précipitation de biurate de soude.

Dans le *Rhumatisme*, le trouble nutritif

poussé à son maximum aboutit à une prolifération d'éléments nouveaux (Nodosités); ici c'est encore l'acide lactique qui paraît être la matière morbigène, comme dans le rachitisme, l'ostéomalacie et l'obésité. Toutefois la part de l'hypothèse est plus grande pour le rhumatisme que pour les maladies précédentes. Bouchard avoue que nous n'avons pas la preuve absolue que le rhumatisme dérive de l'acidité des humeurs.

Cazalis n'hésite pas, pour sa part, à relier directement le rhumatisme à la dyscrasie acide. Il range également dans cette diathèse, la dilatation de l'estomac et toutes les maladies articulaires « C'est-à-dire des tissus articulaires, fibreux, cartilagineux, osseux, formes diverses du tissu conjonctif » (p. 9.).

Certaines maladies de la peau seraient également des dermopathies arthritiques et cela est facile à comprendre, si l'on songe aux conditions favorables que la dyscrasie acide crée à leur évolution.

L'eczéma, l'acné sont particulièrement fréquents et douloureux chez les arthritiques « La peau s'irrite, comme s'irritent les reins, au passage trop répété de déchets acides, l'acide urique par exemple ou l'acide oxalique. » (Cazalis, p. 13.)

Telles sont les principales modalités de la diathèse arthritique, véritable protée qui revet mille formes et provoque les manifestations les plus diverses. Son domaine est considérable ; « il commence, remarque le docteur Laussedat (de Royat), à la première apparition d'urticaire et se termine, dit-on, par le cancer et le diabète, en passant par une foule de dermatoses, par la gravelle, la goutte, les dyspepsies, etc. la maladie faisant une foule d'étapes, de marches, de contremarches, le plus souvent s'arrêtant dans son développement et se transformant en un léger fardeau, pour peu qu'on s'occupe de la combattre en temps et lieu. » (Laussedat. — La cure de Royat, p. 10.)

Nous devrions, pour être complet, signaler ici les maladies du système circulatoire, les cardiopathies vasculaires d'Huchard, qui sont, pour nous, une conséquence fatale de la dyscrasie acide ; mais en raison de l'importance de ce groupe d'affections, nous leur consacrerons un chapitre spécial.

Tous les accidents de l'arthritisme ne sont pas tellement solidaires les uns des autres qu'ils se rencontrent nécessairement à la fois chez le même malade ; ils ont entre eux des liens de parenté, qui en font une véritable famille morbide et ils se manifestent suivant une chaîne ininterrompue depuis l'enfance jusqu'aux extrémités de la vie.

« Chez les enfants, dit le docteur Renault, on remarque, dès les premiers mois de leur existence, une susceptibilité particulière de la peau et des muqueuses..... l'eczéma, auquel ils sont sujets, est sec, très prurigineux et souvent fort tenace. Les enfants arthritiques ont des coryzas, des angines, des bronchites à tendances congestives, avec une très grande facilité, à la moindre cause occasionnelle.

Dans la seconde enfance, d'autres manifestations, en raison de leur rareté à cet âge, ont une importance plus grande encore : L'asthme et la migraine par exemple.....

Durant l'adolescence, les signes de la diathèse se dessinent avec plus de netteté encore et se traduisent par des manifestations portant sur les divers systèmes ou appareils (migraines plus fréquentes, — susceptibilité de la peau plus grande — tendance aux bronchites et aux fluxions pulmonaires, spermatorrhée, — troubles digestifs, etc.)

A l'âge adulte, les manifestations articulaires prédominent et constituent les attaques de rhumatisme ou de goutte.

C'est également l'âge de la gravelle, soit biliaire, soit urinaire, se traduisant par des crises de coliques hépatiques ou de gastralgie, par des urines chargées de sable rouge ou des accès de coliques néphrétiques.

Enfin, on observe assez souvent le diabète chez les arthritiques obèses. Il apparaît vers l'âge moyen de la vie et semble avoir des liens étroits de parenté avec les autres manifestations de la diathèse.....

Avec la vieillesse, arrivent les altérations organiques graves, triste apanage de la période ultime de l'arthritisme. Toutes ces lésions résultent de la dégénérescence des viscères, ou encore de l'artério-sclérose, toujours précédée et causée par l'élévation de la tension artérielle qui est la règle chez les arthritiques.

On a pittoresquement donné à l'ensemble de ces maladies, le nom de *maladies de richesse*, par opposition aux *maladies de misère* qui sont le privilège du pauvre (Monin). Elles dérivent toutes, en effet, d'un excès ou d'une erreur dans l'alimentation et ce n'est pas de ce côté que pêche l'hygiène de la classe pauvre : « Les maladies du travailleur viennent du dehors, celles du rentier viennent du dedans. »

CHAPITRE TROISIÈME

ETIOLOGIE DE L'ARTHRITISME. — PARENTÉS MORBIDES, ET MALADIES ASSOCIÉES. — INFLUENCE DU RÉGIME DANS LA GENÈSE DE L'ARTHRITISME.

Sydenham, le grand peintre de la goutte, a dit quelque part que les maladies aigüës nous venaient de Dieu et les chroniques de nous-mêmes ; il aurait pu ajouter que ces dernières nous venaient aussi de nos parents : « Morbi acuti deum habent auctorem, chronici, ipsos nos *et parentes* ».

L'arthritisme est, au premier chef, une maladie de cette seconde catégorie ; on peut lui appliquer ce que Chamfort disait de la goutte que Bacchus est son père, Vénus sa mère et Plutus son parrain. Comme pour la goutte, ses causes peuvent se résumer dans cette proposition « trop de recettes, pas assez de dépenses ».

L'hérédité joue un rôle prépondérant dans la genèse de l'arthritisme. Les enfants de la classe bourgeoise, au moins dans les grandes villes, naissent presque tous arthritiques ; c'est, par excellence, la diathèse des capitales et il faut bien reconnaître que son développement est en raison directe de celui de la civilisation.

Si l'on veut se rappeler ce que nous avons dit au sujet de la vie intime des cellules, on comprendra que les modalités morbides qui les affectent d'une façon habituelle, puissent et doivent même se transmettre avec la plus grande facilité à leur descendance. N'en est-il pas de même, d'ailleurs, dans l'ordre physiologique, où les ressemblances physiques sont parfois si frappantes, entre individus d'une même famille ; si cette ressemblance existe entre les enfants et leurs parents, elle constitue *l'hérédité directe* ; si, au contraire, elle ne se rencontre qu'entre collatéraux, comme, par exemple, entre un neveu et son oncle, on a l'hérédité *collatérale ;* enfin, lorsqu'elle saute une génération, on lui donne le nom *d'atavisme.*

Les phénomènes d'atavisme sont bien connus et des plus fréquents ; ils ne portent pas seulement sur l'individu mais encore sur la race et l'espèce ; ils ne s'étendent pas seulement à l'ordre physique, mais se rencontrent également, et avec non moins de constance, dans l'ordre moral. Les travaux de Darwin ont établi ce fait sur des bases absolument scientifiques et il serait aujourd'hui puéril de le révoquer en doute.

« Si nous héritons des aptitudes physiologiques, il est bien facile de comprendre et d'admettre, dit le docteur Laussedat, que nous héritions aussi des aptitudes pathologiques de nos parents, c'est-à-dire de leur plus ou moins de tendances à avoir telle ou telle constitution diathésique » (p. 14, loc. cit.)

Nous avons vu que, pour l'arthritisme en particulier, il y a dans l'apparition des phénomènes morbides, une progression, toujours la même, qui va de l'enfance à la vieillesse et se traduit plus spécialement pour chaque âge de la vie, par des affections distinctes. « Dans l'enfance et l'adolescence, ce sont les phénomènes fluxionnaires qui tiennent le premier rang : leurs poussées sont fugitives et leurs récidives fréquentes. A l'âge adulte, les manifestations sont plus fixes et indiquent un trouble profond dans les échanges nutritifs. Dans la vieillesse enfin, les dégénérescences vasculaires et organiques semblent être la conséquence de ces mêmes troubles nutritifs observés pendant la vie. » (Doct. Renault, p. 45.)

L'hérédité ne porte pas seulement sur les caractères généraux de la diathèse et il ne suffit pas de dire que l'arthritique engendre un arthritique ; le plus souvent, la spécialisation morbide va plus loin et le trouble diathésique particulier à un sujet se répercute dans les mêmes conditions chez ses descendants. C'est ainsi qu'on a vu des familles entières de goutteux : Garrod cite précisément le cas d'une de ces familles dans laquelle, depuis près de quatre siècles, l'aîné était invariablement affecté de la goutte au moment de prendre possession de l'héritage de ses ancêtres. La même observation a été faite pour le diabète, pour la gravelle, les affections du foie, etc., etc. Il semble que, dans ces familles, il existe un *lieu de moindre résistance organique*, qui se transmet de génération en génération, c'est ce qui explique la reproduction des mêmes accidents avec une précision pour ainsi dire mathématique.

On a établi plusieurs degrés dans la transmission de l'influence héréditaire. Lécorché en admet trois :

Dans un premier degré, cette influence est à son *maximum* et telle, que, « malgré le régime, le traitement prophylactique, le genre de vie le plus sévère, la maladie se déclarera de bonne heure, et chez la plupart des membres de la famille » (p. 474). Le trouble nutritif a dans ce cas profondément vicié la vie des cellules et leur a imprimé des modifications qui se transmettent aux générations suivantes, avec une remarquable tenacité. Ces faits ne sont d'ailleurs pas particuliers à la dyscrasie acide ; ils se remarquent également dans toutes les affections constitutionnelles, dans la tuberculose, le cancer, la syphilis, etc., etc. L'école de Salerne classait déjà dans les maladies héréditaires la goutte, la gravelle, la lèpre, la phtisie, etc. :

> Morphaca cum lepra, tinca, phtisis atque Podagra,
> Hacc in sacnibus, ut calculus, hacreditantur.

Pour la tuberculose, on s'est demandé si la transmission consistait seulement dans une modification du terrain ou dans le bacille lui-même. Bien qu'on ait cité quelques cas de transmission directe du bacille, il est plus probable que c'est surtout le terrain qui est tuberculisable et même tuberculisé dès la naissance.

En ce qui concerne l'arthritisme, les descendants ne sont pas toujours fatalement voués à la même modalité morbide que leurs parents. « Voici, dit Cazalis, un rhumatisant ou un goutteux : tel de ses enfants sera, comme lui, rhumatisant ou goutteux ; tel autre aura surtout de la gravelle rénale ; celui-ci de la lithiase biliaire ; une de ses filles, des accidents hystériques ; un autre enfant, des dermatoses ou du diabète » (p. 3). Ces faits ne prouvent pas seulement la parenté de ces divers états pathologiques ; ils prouvent aussi qu'une même diathèse peut engendrer chez des individus différents, des maladies distinctes comme lésions et comme symptômes. C'est que la cellule vivante, quelque atteinte qu'elle soit, n'en réagit pas moins contre la maladie : c'est une phase particulière de la lutte pour la vie. Certaines cellules réagissent-elles moins que d'autres ou sont-elles plus profondément affectées ? l'état morbide spécial fait chez elles son apparition ; la diathèse domine toujours la scène, mais elle s'individualise. Chez les uns, ce sera la combustion des graisses qui laissera à désirer et ils deviendront obèses ; chez d'autres, le sucre se formera en excès ou sera mal brûlé, et la glycosurie fera son apparition ; chez d'autres enfin, ce sera l'acide urique ou le biurate de soude qui causeront la gravelle ou la goutte, mais, les uns comme les autres, le goutteux comme le diabétique, l'hépatique comme le graveleux, sont, avant tout, des arthritiques. On peut bien décrire une maladie, ou un état diathésique, en fixer les grandes lignes et les caractères généraux ; il faudra, néanmoins, toujours compter avec les mille variations apportées à cette maladie ou à cette diathèse par l'influence particulière de l'individu qui en est affecté. » On doit, dit Hufeland, généraliser la maladie, et individualiser le malade. » Trousseau disait encore, dans le même sens, qu'il n'y a pas de maladies, mais seulement des malades, traduction libre de ce vieil axiôme :

« Ars medendi fit per indicationes. »

L'influence héréditaire, toutefois, n'est pas toujours aussi considérable. D'ordinaire (et c'est le degré *moyen* de Lécorché), elle a besoin d'être aidée par d'autres causes étrangères, pour produire la maladie. Le terrain est bien préparé, la prédisposition morbide n'est que trop réelle, mais la prophylaxie serait encore possible. C'est là surtout qu'il importe de prévoir le mal et d'y porter remède de bonne heure :

« Principiis obsta : Sero medicina paratur,
Quum mala per longas invaluere moras. »

Enfin, dans un troisième degré, l'influence héréditaire a perdu considérablement de sa force ; elle semble sommeiller et saute, parfois, une ou même plusieurs générations. L'histoire morbide de la famille n'en fournira pas moins de précieuses indications, dont il sera bon de tenir compte. « Le médecin, suivant la sage observation du Dr Laussedat, doit placer la question d'hérédité dès le début de son interrogatoire, et alors même que les père et mère sont en bonne santé, s'il s'agit d'un enfant, il cherchera à se renseigner sur la constitution des grands parents, des oncles et tantes » (p. 15).

Bouchard à donné, sur ce qu'il appelle les parentés morbides et sur l'influence de l'hérédité dans ces maladies, des statistiques fort curieuses, dont nous ne saurions nous dispenser de reproduire les principaux éléments :

Antécédents personnels et coïncidences morbides dans 100 cas de lithiase biliaire.

Obésité	dans	72	cas.
Eczéma	»	41	»
Rhumatisme musculaire	»	38	»
Migraine	»	38	»
Gravelle	»	34	»
Rhumatisme articulaire aigu	»	28	»
Rhumatisme articulaire chronique	»	28	»
Hémorroïdes	»	28	»
Diabète	»	21	»
Névralgie	»	17	»
Asthme	»	7	»

Maladies des parents dans 100 cas de lithiase biliaire.

Rhumatisme articulaire aigu	dans	45	cas.
Diabète	»	40	»
Obésité	»	35	»
Goutte	»	30	»
Rhumatisme articulaire chronique	»	20	»
Asthme	»	20	»
Gravelle	»	15	»
Névralgie	»	10	»

Par rapport à l'obésité, on trouve dans les antécédents personnels :

Migraine	dans	44	cas.
Rhumatisme musculaire	»	42	»
— articulaire aigu	»	33	»
Névralgie (faciale-sciatique)	»	16	»
Diabète sucré	»	16	»
Rhumatisme articulaire chronique	»	13	»
Dyspepsie	»	13	»
Eczéma	»	13	»
Gravelle urique	»	10	»
Lithiase biliaire	»	7	»

Les maladies des parents, dans 94 cas d'obésité, sont :

Obésité	dans	43	cas.
Rhumatisme	»	33	»
Goutte	»	28	»
Asthme	»	24	»
Gravelle	»	14	»
Diabète	»	14	»
Affection cardiaque	»	12	»
Migraine	»	10	»

Les mêmes antécédents héréditaires se retrouvent, à peu de chose près, pour le diabète, la goutte, la gravelle, le rhumatisme ; ce sont aussi les mêmes maladies, qui se rencontrent dans les antécédents personnels. « Je ne crois pas, dit avec raison le professeur Bouchard, qu'il y ait un fait médical mieux établi que cette parenté morbide.... C'est une loi de pathologie générale qui permet de s'élever au-dessus des faits particuliers, de concevoir des groupes morbides naturels, d'édifier au-dessus des maladies, les diathèses qui engendrent ces maladies » (p. 187).

Rappelons-nous bien d'ailleurs, comme le dit encore Bouchard, que « ce qui est héréditaire, ce n'est pas la maladie, c'est la disposition morbide, c'est la diathèse » (p. 189).

Lécorché, qui n'admet pas la diathèse arthritique, n'admet pas non plus les parentés morbides qui en dérivent ; il n'y a pour lui que des maladies associées à une autre, association dont il constate le plus ou moins de fréquence, mais sans la rattacher à une cause générale. Pour lui, la constitution ou le tempérament ne prédisposent pas à la maladie ; elles ne font qu'en modifier l'aspect et la marche. Comment explique-t-il, alors, l'influence héréditaire dans l'étiologie de la goutte, influence qu'il proclame cependant le véritable *substratum* étiologique de la goutte ? (p. 476.) S'il existe une constitution morbide goutteuse, pourquoi n'existerait-il pas, au même titre, une constitution morbide arthritique ? Pour nous, l'association morbide n'est pas un fait accidentel ; c'est un corrollaire de la parenté morbide, en même temps que c'en est la démonstration. En pathologie comme en chimie, les associations reposent sur les affinités.

II

Si l'hérédité est le principal facteur de l'arthritisme, elle n'en est pas le seul et il faut également faire intervenir, pour une très large part dans l'étiologie de cette diathèse, deux autres facteurs, qui sont : l'hygiène alimentaire et l'hygiène générale. Nous ne naissons pas seulement arthritiques, nous le devenons aussi par une mauvaise hygiène.

Les excès alimentaires tiennent sans contredit la première place dans la genèse de l'arthritisme. Nous trouvons, à cet égard, un document des plus intéressant dans une moralité de Nicole de la Chesnaye, parue en 1507, sous ce titre : *Condampnacion des bancquetz à la louenge de diepte et sobriété pour le prouffit du corps humain.* Ecoutez ce passage ;

Dont viennent tant de gens malades,
Catherreux, graveleux, goutteux,
Débilitez, fragiles, fades,
Podagres, poussifz et boiteux,
Fébricitans, et paresseux,
Qu'on ne peut tyrer de la couche ?
Dont viennent tels maux angoisseux ?
Tout vient de mal garder la bouche.

D'où vient gravelle peu prisée,
Hydropisie,
Paralisie,
Ou pleurésie,
Collicque qui les boyaux touche ?
Dont vient jaunisse, ictéricie,
Apoplexie
Epilencie,
Et squinancie ?
Tout vient de mal garder la bouche.

Nous retrouvons dans ces vers tout le cortège des affections arthritiques, sauf le diabète, alors inconnu : la gravelle, la goutte, l'asthme (poussifz), l'ictère, la congestion sanguine, etc., etc.

C'est encore une erreur trop généralement répandue, de croire qu'il faut, dans l'intérêt même de leur santé, gorger les enfants de viandes saignantes et d'aliments azotés. On arrive avec ce déplorable système (qui est à la fois un excès et une erreur d'alimentation), à produire une pléthore qui simule, il est vrai, la santé, mais qui n'en est que l'enseigne trompeuse.

Le mécanisme de l'influence du régime alimentaire, dans la production de l'arthritisme, est des plus faciles à comprendre ; cette influence de l'alimentation résulte, en effet, soit d'un excès, soit d'un mauvais choix dans les aliments.

Dans le premier cas, la question des *ingesta* dépassant la ration d'entretien, les sucs intestinaux sont insuffisants pour en opérer la transformation complète. Le surmenage de l'estomac aboutit, d'abord, à la dyspepsie et plus tard à la dilatation gastrique et à l'ulcère rond. « Les gourmands, dit le docteur Monin, qui se gorgent de vins et de victuailles, paralysent les parois de leur estomac à force de les distendre : le suc gastrique devient impuissant à secouer l'énergie digestive, chez ces sujets coutumiers d'abuser ainsi de leur ventre ; et, comme l'a dit Raspail : l'indigestion du riche venge la faim du pauvre ! » (Hygiène des riches, p. 17).

Mais ce n'est pas tout. L'excès des sucs nutritifs introduits dans l'économie appelle une augmentation correspondante des déchets organiques. Ceux-ci, mal brûlés, se répandent dans le sang sous forme d'acides organiques et en diminuent l'alcalescence : ainsi se constitue la dyscrasie acide. Pour peu que le terrain arthritique soit déjà préparé par l'influence héréditaire, on comprendra quelle large porte est ouverte à la diathèse et à son cortège de complications morbides !

D'autre part, la cellule, atteinte dans sa vitalité, fabrique, en plus grandes quantités, les toxines alimentaires et de ce chef encore la situation se trouve modifiée désavantageusement.

La nature des aliments n'a pas une moindre importance que leur quantité. C'est un fait, aujourd'hui bien connu, que l'arthritisme et les maladies qui en découlent sont des maladies de richesse ; la goutte, disait Suétone, est la maladie des maîtres « *morbus dominorum*. » Ne pourrait-on en dire autant de l'obésité, de la gravelle, du diabète, etc.? Ce sont les maladies des maîtres et les maladies des villes. L'alimentation ne doit être ni trop azotée, ni trop épicée. J. Séverin s'est élevé avec un grand sens contre les dangers de l'alimentation trop azotée. « Les personnes, dit-il, qui mangent de préférence les aliments contenant beaucoup d'albumines comme la viande, le poisson, les œufs, le fromage, ainsi que des légumes très riches en azote, les pois et les haricots, vont avoir un sang très riche en azote. Le principe azoté a un premier effet, c'est de fournir l'accroissement des cellules.

Le premier phénomène sera donc l'engraissement, plus ou moins accentué, selon que chaque nature le comporte. — Puis, quand la peau sera arrivée à la limite de son élasticité et le corps à son maximum d'accroissement, le sang chargé d'un liquide épais, l'albumine, et de parties solides en excès, se trouvera arrêté dans sa circulation. Si l'arrêt est instantané, vous aurez l'apoplexie; si l'arrêt est progressif, vous aurez la paralysie; si enfin l'albumine se transforme en acide urique, l'acide urique en excès cristallise dans le sang, perfore les chairs et donne les rhumatismes.... La goutte, l'eczéma et la carie des os sont attribués également à ce genre d'alimentation. » (Alimentation rationnelle des plantes, des animaux et des hommes, p. 37).

On a dit des gros mangeurs de viande qu'ils se creusaient une tombe avec leurs dents et rien n'est plus vrai; on a dit aussi que :

« *Tout fricot raffiné mène à la pharmacie.* »
L'excès d'assaisonnement dans les viandes mène en effet, mais par un chemin plus détourné, à l'arthritisme ; il produit une irritation chronique de l'estomac et du foie et trouble à la longue le fonctionnement normal de ces deux organes si utiles à la nutrition. Les viandes faisandées, c'est-à-dire envahies déjà par les ptomaïnes de la putréfaction

sont, dans le même ordre d'idées, des plus funestes.

Les remarques précédentes sur le choix judicieux des aliments solides s'appliquent également aux boissons. Toutes celles qui, comme les boissons fermentées, sont de nature à entraver les combustions organiques, concourent à la genèse de la diathèse arthritique.

Nous ne ferons qu'indiquer, comme cause agissant dans le même sens, la vie sédentaire, les travaux intellectuels, les excès vénériens, etc., etc. D'une façon générale on peut dire que toutes les conditions susceptibles, à un titre quelconque, de retarder la nutrition, de s'opposer à la fabrication du sang, à l'hématopoièse, ou de vicier la composition de cette chair coulante, sont des facteurs de la diathèse acide, c'est-à-dire de l'arthritisme. L'hygiène des gens de ville, par l'abus de nourriture qu'elle comporte, la vie sédentaire du bureau ou du cabinet qu'elle nécessite, le surmenage enfin, sous toutes ses formes, qui en est la règle, est particulièrement favorable à l'éclosion et à l'entretien de cette diathèse, l'arthritisme, la diathèse des citadins.

CHAPITRE QUATRIÈME

L'URINE DES ARTHRITIQUES. — LE SANG ET LES HUMEURS DANS LA DIATHÈSE ACIDE. — HYPOALCALINITÉ ET HYPERACIDITÉ.

Jusqu'ici, nous nous sommes tenus dans des considérations générales au sujet de l'arthritisme et nous n'avons fait que résumer les remarquables travaux de Bouchard sur cette importante diathèse. Nous avons dit avec lui que la caractéristique de l'arthritisme était une *dyscrasie acide* et c'est cette assertion qu'il nous faut maintenant démontrer expérimentalement.

Sans vouloir exagérer outre mesure la valeur de l'examen de l'urine et croire (comme quelques illuminés l'ont prétendu) qu'on pouvait tout y voir, il ne faut pas se dissimuler que la composition de ce liquide reflète dans son ensemble le processus nutritif des échanges organiques. Faite à ce point de vue, l'analyse de l'urine est des plus fécondes en résultats pratiques et en indications précieuses.

L'urine des arthritiques présente un caractère spécial qui ne fait jamais défaut et qui, lorsqu'il est constant, permet à lui seul d'affirmer l'existence de la diathèse. Ce caractère consiste précisément dans une exagération de l'acidité.

Voici, d'après Gautrelet, qui s'est tout particulièrement occupé de cette question, la modification que l'hyperacidité organique fait éprouver à l'urine :

1° — L'acidité urinaire croît au-dessus de la normale ;

2° — L'acide phosphorique est inférieur à la normale ;

3° — Les pertes en éléments fixes totaux sont moindres que la normale ;

4° — Le chlore est généralement inférieur à la normale ;

5° — L'urée est, toute influence alimentaire écartée, moindre que les éléments fixes ;

6° — Le volume urinaire est diminué ;

7° — L'acide urique est également au-dessous de la normale (p. 280).

Pour cet auteur, les deux traits saillants sont d'une part l'augmentation de l'acidité et de l'autre la diminution de l'acide phosphorique. L'acidité peut s'élever jusqu'à 230 °/° au-dessus de la normale et l'acide phosphorique, au contraire, descendre à 50 °/°.

Ces affirmations (au moins en ce qui concerne l'augmentation de l'acidité urinaire) ne sont pas nouvelles. Bouchard les avait déjà formulées dans toutes les maladies par ralentissement de la nutrition ; d'après lui et plusieurs autres observateurs, les acides lactique et oxalique existeraient fréquemment dans les urines des rachitiques ; dans toutes les dyscrasies acides, l'urine renferme de l'acide lactique ; l'acide oxalique s'y rencontre également et le plus souvent d'une façon continue et permanente. Il n'est pas téméraire de penser que ces acides représentent la cause principale, ou du moins, la mieux connue, de l'augmentation de l'acidité urinaire.

Lécorché, qui a fait une très complète étude des urines goutteuses, a toujours constaté cette augmentation de l'acidité ; « ce sont, dit-il, celles qui nous ont offert la plus grande acidité. On est obligé, pour la neutraliser, d'avoir recours à de fortes proportions de la solution sodique. » (P. 138).

Il faut observer que si cette acidité urinaire est sous la dépendance réelle d'une surcharge organique d'acides, on doit tenir compte aussi, dans son appréciation, de la concentration de l'urine, qui est presque la règle chez les arthritiques. Tant que la tension artérielle n'a pas été très augmentée chez ces malades, leurs urines sont peu abondantes, très denses et fortement colorées.

L'assertion de Gautrelet, relativement à la diminution des phosphates dans la diathèse acide, doit être tenue pour fausse ; elle est contraire à toutes les données expérimentales et aux conclusions de tous les observateurs sérieux. Bouchard a démontré que, partout où il y avait accumulation des acides dans l'organisme, ce phénomène était corrélatif d'une élimination exagérée des phosphates. Tessier (de Lyon) a vu les phosphates terreux augmenter dans les urines, après ingestion de l'acide lactique. « Or, l'acide lactique, dit Bouchard, comme les acides carbonique, oxalique, acétique, formique, lorsqu'ils s'accumulent dans le tissu osseux, au point de produire la réaction acide de ce tissu, créent une circonstance suffisante pour que le phosphate de chaux d'ossification se redissolve et s'élimine » (p. 55).

Cette élimination en excès des phosphates a été constatée dans le rachitisme, l'ostéomalacie, le rhumatisme, certaines formes du diabète et de la goutte. Stockvis a démontré que, chez les goutteux, l'acide phosphorique est toujours en excès et c'est même là, pour Lécorché, l'unique explication de l'acidité exagérée des urines goutteuses (p. 138).

Nous ne retiendrons, comme caractère général de l'urine arthritique, que la diminution du volume et l'augmentation extrême de l'acidité totale, cette dernière due à la concentration du liquide urinaire d'une part et de l'autre à l'augmentation effective des acides dans ce liquide. Ce sont les seuls points bien établis, ainsi que l'augmentation des phosphates.

II

L'urine présentant dans l'arthritisme une acidité exagérée, il était à présumer que le sang devait être lui-même moins franchement alcalin, sinon franchement acide (ce qui serait incompatible avec la vie). En fait, cette moindre alcalescence ne fait plus aucun doute et a été expérimentalement établie pour toutes les maladies de nature arthritique. Garrod a trouvé l'acide urique, ainsi que l'acide oxalique, dans le sang goutteux ; Tood y signale également de l'acide lactique ; les acides biliaires s'accumulent aussi dans le sang des lithiasiques biliaires ; l'alcalinité du sang diminue dans la dyspepsie acide, dans le diabète, la goutte, le rhumatisme articulaire aigu.

Cette diminution de l'alcalinité du sang est due à une oxydation incomplète des matières protéiques. (Voir Bouchard, p. 236 et s. s.) Ses résultats sont une augmentation de l'acide urique et la précipitation des urates, en dehors même d'une augmentation réelle de l'acide urique ; c'est encore, comme nous l'avons vu, l'apparition dans les urines de l'oxalate de chaux et des phosphates terreux en excès.

Nous avons vu précédemment que le

sang ne saurait jamais perdre complètement son alcalinité, mais il n'en est pas de même des autres humeurs de l'organisme et de la bile en particulier. On constate souvent, en effet, l'acidité de la bile et, comme conséquence, sa coloration verte (Bouchard, p. 84). Pour quelques auteurs, cette acidité de la bile serait la cause de la formation des calculs biliaires. — L'os ostéomalacique a fréquemment aussi une réaction acide et contient anormalement de l'acide lactique. « C'est la caractéristique des sujets à combustions incomplètes, dit le docteur Lagrange, de présenter un degré prononcé d'acidité des humeurs du corps qui devraient être alcalines, de là, certains troubles quelquefois graves de la santé. Par exemple, il est des substances qui restent dissoutes dans le sang ou dans les humeurs, dont la réaction chimique, à l'état normal, est alcaline : mais ces substances tendent à se précipiter, à former des concrétions et des dépôts si le milieu devient acide. » (Lagrange, p. 59).

La sclérose artérielle, que nous allons maintenant étudier, est la conséquence la plus grave de l'hyperacidité des humeurs.

CHAPITRE CINQUIÈME

LES MALADIES DES VAISSEAUX : ARTÉRIO-SCLÉROSE. — HYPERTENSION ARTÉRIELLE. — TRAVAUX D'HUCHARD.

Les conséquences de l'hyperacidité des humeurs sont de deux sortes : locales ou générales. Lorsque le vice nutritif porte de préférence sur tel ou tel acide ou tel ou tel organe spécial, il donne lieu, ainsi que nous l'avons vu, à un trouble fonctionnel défini ; ici, c'est la lithiase biliaire ; là, c'est l'obésité ; ailleurs, la goutte ou la gravelle, etc.

Mais en dehors et au-dessus de ces spécialisations morbides, il y a, du fait de la dyscrasie acide, des troubles organiques généraux qui en sont les résultantes directes et se traduisent par des altérations pathologiques de tout le système vasculaire.

La diminution de l'alcalinité du sérum, engendre la sclérose des vaisseaux et indirectement l'hypertension artérielle. L'augmentation de l'acidité urinaire produit, de son côté, la néphrite interstitielle et conduit à l'urémie par insuffisance de dépuration rénale. Gautrelet a donné une très longue énumération des changements que la diathèse hyperacide imprime, à la longue, aux tissus de l'organisme ; nous ne le suivrons pas dans ses déductions, parfois excessives et par trop systématiques. Cependant, ce qu'il faut admettre avec lui et ce qui, implicitement au moins, est admis par tous les auteurs, c'est que « si le contact d'un acide libre, même produit par l'organisme, et dilué dans une certaine mesure, est prolongé sur l'un quelconque de nos tissus, il puisse y avoir altération histologique de ce tissu » (p. 282).

Le mécanisme de cette altération histologique des tissus sous l'influence des acides n'est pas douteux et il se traduit, en ce qui concerne plus spécialement les artères, par une induration fibreuse de la séreuse artérielle. (Artério-sclérose).

Les conséquences de l'induration des artères sont, d'après Gautrelet :

1° — Augmentation du volume du cœur, correspondant au défaut d'élasticité artérielle, et par suite aux difficultés créées au cheminement du courant sanguin ;

2° — Irrégularité rythmique des mouvements cardiaques, due aux mêmes causes ;

3° — Augmentation de l'ampleur des mouvements cardiaques ;

4° — Augmentation faible de la tension vasculaire générale (p. 283).

Du côté du rein, les mêmes phénomènes morbides de sclérose se produisent, sous l'influence des mêmes causes, et aboutissent à la diminution de la circulation rénale d'une part et de l'autre à l'imperméabilité du rein (p. 285).

Au point de vue clinique, l'étude de l'artério-sclérose et des maladies qui en dérivent a été magistralement faite par Huchard ; on peut dire que c'est lui qui, le premier, en a, non seulement précisé la pathologie mais encore fixé le traitement curatif. Dans son beau *traité des maladies du cœur et des vaisseaux*, le savant clinicien de Bichat nous a donné une description complète de ce qu'il appelle les cardiopathies artérielles, par opposition aux cardiopathies valvulaires, les premières ayant le cœur pour siège et les artères pour origine.

Le lien qui rattache les maladies de l'hypertension artérielle à l'arthritisme est des plus étroits, et si quelque chose doit nous surprendre, c'est qu'il n'ait pas été signalé d'une façon plus explicite. Bouchard n'y fait pas la moindre allusion ; Huchard, il est vrai, place en première ligne des causes de l'artério-sclérose, les causes diathésiques : le rhumatisme, la goutte, l'arthritis, l'hérédité ; mais il ne parle pas de l'influence des acides dans la genèse de l'artério-sclérose ; il se borne à constater, entre les deux faits pathologiques, la relation de cause à effet, sans en rechercher l'explication.

Pour Huchard, l'artério-sclérose, c'est-à-dire l'endurcissement des parois artérielles, est le fait morbide qui domine toute la scène. D'après lui, toutefois, ce n'est pas la lésion primitive et elle ne vient que postérieurement à l'hypertension artérielle, cette dernière étant la cause et non l'effet de la sclérose artérielle. (Introduction, p. VI.) Nous ne saurions partager, au moins complètement, cette manière de voir et nous en donnerons les motifs ; pour le moment, contentons-nous d'exposer les idées d'Huchard sur la pathogénie et l'étiologie de l'artério-sclérose.

L'hypertension artérielle est passagère ou permanente ; cette dernière est de beaucoup plus importante, en ce qu'elle est la cause de l'artério-sclérose, « elle précède, pendant un temps plus ou moins long, l'évolution de diverses maladies (cardiopathies et néphrites artérielles) lesquelles sont, elles-mêmes, sous la dépendance de la sclérose vasculaire » (p. 73).

Les causes pathologiques de l'hypertension artérielle doivnet être recherchées dans l'état du cœur, du sang ou des vaisseaux. L'augmentation de l'énergie et de la musculature cardiaque n'est pas la cause, mais l'effet de l'hypertension artérielle.

Du côté du sang, il faut considérer sa quantité et sa qualité. « Si l'élément aqueux du liquide nourricier est augmenté (phlétore séreuse) il doit en résulter de l'hypertension artérielle » (p. 77.) — Au point de vue de la qualité du sang, on doit incriminer un état spasmodique du système vasculaire dû à une intoxication (saturnisme ou rétention de toxines alimentaires, ou à l'état des globules rouges, devenus plus volumineux, plus adhérents aux parois des vaisseaux.) (Id., ibid.) — C'est surtout dans le système capillaire qu'il faut rechercher les causes de cette hypertension.

Nous voyons que Huchard ne fait, ici, aucune mention de la diminution de l'alcalescence du sang, fait auquel Bouchard attache une si grande importance et qui est la règle dans toutes les maladies d'origine arthritique.

Les causes de l'hypertension artérielle sont, en première ligne : la goutte, l'arthritisme, les intoxications saturnines, le tabagisme, l'abus des boissons et l'hérédité (p. 78.) Il faut y ajouter encore le surmenage, l'époque de la puberté, etc., etc.) Ces causes, on le voit — à part le saturnisme et le tabagisme, qui sont de véritables intoxications — sont les mêmes que celles que nous avons assignées avec Bouchard aux maladies par ralentissement de la nutrition, c'est-à-dire à l'arthritisme considéré comme diathèse générale.

L'artério-sclérose, toujours d'après Huchard,

est la résultante de l'hypertension artérielle; maladie de tout le système artériel, elle est essentiellement protéiforme, aussi bien par son siège (tous les organes de l'économie pouvant être atteints), que par ses accidents (p. 157.) La néphrite interstitielle n'est elle-même qu'un corollaire de l'artério-sclérose: avant d'être une maladie du rein (endartérite rénale,) c'est une affection de tout le système artériel (p. 189).

Les causes de l'artério-sclérose sont de cinq ordres, se rapportant aux facteurs suivants :

1° Causes diathésiques :

Rhumatisme. — Goutte. — Arthritis. — Hérédité.

2° Causes toxiques :

Alcoolisme. — Syphilis. — Tabagisme. — Saturnisme. — Paludisme. — Végétarisme.

3° Causes infectieuses :

Fièvre typhoïde. — Variole. — Diphtérie.

4° Surmenage : physique ou moral.

5° Age

Nous ne nous occuperons ici que des causes diathésiques ; ce sont les seules qui nous intéressent au point de vue de l'arthritisme.

C'est le rhumatisme chronique, dit Huchard,

qui donne lieu le plus souvent aux indurations artérielles.

L'influence de la diathèse goutteuse est des mieux établies. « C'est ainsi, dit Huchard, que vous verrez souvent, chez des goutteux héréditaires, avant même l'apparition des symptômes articulaires, se développer lentement les lésions de l'artério-sclérose. *Celle-ci dérive nettement de l'arthritis*, ce tronc commun de l'arbre pathologique, dont la goutte et le rhumatisme sont les principales branches » (p. 194.) Soulignons au passage cette très importante affirmation, à laquelle nous souscrivons sans réserve, que l'artério-sclérose dérive nettement de l'arthritis. C'est précisément le but de ce travail de montrer quel rapport unit ces deux entités morbides et de prouver qu'une seule et même médication leur convient, suivant le vieil adage :

Naturam morborum curationes ostendunt.

Le surmenage physique agit aussi comme un facteur de l'arterio-sclérose, « un muscle fatigué, dit Huchard, est un muscle intoxiqué par des acides et surtout par l'acide lactique ; le surmenage aigu, qui jette dans l'économie une quantité considérable de matières extractives et de déchets de désassimilation des tissus, insuffisamment éliminés par les émonctoires naturels, porte son action nocive sur les muscles vasculaire et cardiaque » (p. 198)

C'est exactement et mot pour mot la théorie

de Bouchard, que nous avons analysée, à propos des maladies par ralentissement de la nutrition, avec cette différence, toutefois, que cette intoxication musculaire décrite par Huchard, n'est pas particulière au surmenage, mais résulte de toute accumulation d'acides dans les humeurs de l'organisme. Quoi qu'il en soit, les théories de Bouchard et celles de Huchard se complètent l'une par l'autre et leurs travaux présentent, nous ne saurions trop le redire, le plus éloquent ensemble qu'il soit possible de voir, sur la nature et l'origine de l'arthritisme.

Le mécanisme de l'artério-sclérose est bien pour Huchard une modification dans la composition du sang (207), mais l'agent de l'irritation vasculaire ne serait pas le même dans tous les cas. Pour les goutteux, il faut faire intervenir l'acide urique, toujours en excès dans le sang de ces malades ; pour les rhumatisants, peut-être l'acide lactique. Huchard croit que les agents d'irritation vasculaire, quels qu'ils soient, se comportent tous comme des poisons ou des excitants musculaires, c'est-à-dire qu'ils produiraient un spasme artériel, déterminant un état de rigidité du cœur et des vaisseaux, la diminution du calibre des artérioles et l'épaississement de la paroi celluleuse.

Le rôle de la lésion nerveuse nous semble, en effet, très admissible et très probable dans la production de l'artério-sclérose ; il expliquerait très bien en particulier les scléroses d'origine toxique et infectieuse. Le processus morbide aurait, en tout état de cause, pour point de départ une modification dans la constitution intime du sang :

Accumulation d'acides organiques (acide urique, lactique, oxalique, etc.; Production anormale et résorption de leucomaïnes dans l'arthritisme; Formation et accumulation de poisons spéciaux (microbes des maladies infectieuses) dans le typhus, la variole, la scarlatine, etc.; Formation et accumulation de poisons organiques ou minéraux, dans le tabagisme et le saturnisme.

Ces divers agents morbides n'agiraient pas directement sur les vaisseaux, mais primitivement sur les centres nerveux, d'où dépend en fin de compte la nutrition des tissus. Comme l'a fort bien dit H. Martin, les centres nerveux n'agissent pas directement sur les tissus, mais seulement par l'intermédiaire des vaisseaux.

L'altération du sang est donc le fait primitif qui conduit aux troubles vaso-moteurs et ceux-ci appellent, provoquent et causent le trouble trophique, l'artério-sclérose.

Tout en admettant cette manière de voir, que l'on pourrait appeler la *théorie nerveuse* de l'artério-sclérose, nous croyons qu'il faut donner également une large place dans la genèse de la sclérose à ce que nous appellerions volontiers la théorie physique ou de l'*irritation locale*.

Il ne nous paraît pas douteux, comme l'a avancé Gautrelet, que le contact permanent d'un liquide à réaction presque acide, tel que le sang des arthritiques, puisse, à la longue, durcir les parois artérielles et leur enlever une notable portion de leur élasticité normale. Il se produirait, de ce chef, une véritable endo-artérite traumatique. Si, d'ailleurs, on considère, en outre, que ce milieu hypoalcalin favorise la précipitation des urates et des phosphates terreux, on comprendra que toutes ces conditions réunies soient éminemment propres à l'incrustation des tissus artériels par des sels devenus insolubles. N'y a-t-il pas d'ailleurs, comme le fait remarquer H. Martin, même en dehors de tout état diathésique et du fait du cours de la vie, une cause perpétuelle de dégénérescence artérielle ? « Dans l'air que nous respirons, dans les aliments liquides ou solides que nous ingérons, dans les gaz et les liquides qui arrivent au contact de nos muqueuses, etc., se trouvent mille particules, quelle que soit leur nature, qui, une fois introduites dans la circulation, doivent agir sur la paroi vasculaire, au contact de laquelle elles sont arrivées. Il n'est point de canal destiné à alimenter d'eau une ville, aussi perméable qu'il soit primitivement, qui ne s'incruste de sels, de corps étrangers et dont la destruction lente de la paroi n'exige un jour ou l'autre l'établissement d'une canalisation nouvelle ». (in Huchard, p. 207).

Si l'on se rappelle que le sang, chez l'arthritique, charrie constamment des déchets organiques en abondance, que ces malades ont (comme on dit vulgairement), le sang noir et épais, on comprendra combien vite leur canalisation doit s'engorger et s'encrasser ; or l'encrassement des canaux artériels, c'est la *sclérose*, ou, du moins, l'*initium* de la sclérose.

A côté de cette action irritante locale des acides de l'organisme sur les tuniques artérielles, il faut en signaler une autre toute spéciale, imputable à l'acide carbonique. On sait que cet acide représente, avec l'eau, le dernier terme du dédoublement des produits non azotés de la matière protéique. Quand il s'accumule dans l'organisme, sous l'influence d'un vice nutritif, il s'y combine avec les bases, la chaux en particulier, et s'il ne produit pas directement l'acidité des humeurs, il peut, tout au moins, diminuer leur alcalinité (Bouchard, p. 59). Son rôle dans la production de l'artério-sclérose serait des plus importants, puisqu'il concourrait directement, par la formation de dépôts calcaires, à l'incrustation des parois artérielles. Ce phénomène morbide a déjà été signalé par Gubler, dans son mémoire sur l'influence du régime végétal dans la dégénérescence crétacée des artères. C'est qu'en effet, les aliments végétaux introduisent dans l'économie beaucoup plus de sels minéraux que les aliments d'origine animale et le végétarisme a été également donné par Huchard comme une cause fréquente de l'artério-sclérose. En admettant même que l'alimentation n'apporte pas un excès de principes minéraux, il est hors de doute que le ralentissement de la nutrition, comme d'ailleurs le travail musculaire exagéré, augmente la proportion d'acide carbonique contenue dans le sang ; de là à la formation exagérée et à la précipitation de carbonates alcalins et de phosphates, il n'y a qu'un pas.

D'après ce que nous venons de dire, on voit que, pour nous, la pathogénie de l'artério-sclérose est des plus complexes et qu'il faut admettre, dans l'état actuel de la science, au moins deux grandes sources diathésiques de cette affection :

1° Le spasme vasculaire produit par l'état morbide des nerfs ;

2° L'irritation locale causée sur les tissus artériels par les déchets nutritifs introduits dans la circulation sous l'influence du trouble nutritif, déchets au premier rang desquels il faut placer les acides carbonique, urique, oxalique, lactique, etc.

L'endartérite spasmodique ou nerveuse se rapporterait surtout aux scléroses d'origine infectieuse (toxines alimentaires, microbes des maladies infectieuses, saturnisme, tabagisme, etc.)

L'endartérite traumatique, au contraire, se rencontrerait de préférence dans les maladies relevant directement de la diathèse acide. (goutte, rhumatisme, diabète, etc.)

Est-il besoin de dire, au surplus, que ces deux processus sont de fait le plus souvent associés, l'un appelant fatalement l'autre, sauf peut-être dans quelques cas spéciaux d'infection ou d'intoxication, où le spasme vasculaire paraît être prépondérant et ne semble pas nécessairement lié à un trouble trophique permanent ?

II

L'artério-sclérose, limitée au système artériel ou généralisée et devenue viscérale, entraîne toujours avec elle des altérations scléreuses du rein (néphrite interstitielle). Cette dernière n'est pas antérieure, comme quelques auteurs l'ont avancé, à la maladie artérielle, mais en dérive comme l'effet dérive de la cause. « C'est, dit Huchard, l'altération du sang (produite par la goutte, le saturnisme, l'alcoolisme, etc.), qui détermine l'artérite, et c'est elle qui provoque les altérations scléreuses du rein. » (p. 211). Peut-être serait-il plus conforme encore à la réalité de dire que les altérations du rein, comme celles des vaisseaux, sont concomitantes et reconnaissent dans l'altération primitive du sang une seule et même cause.

Le premier signe clinique de l'artério-sclérose ou, si l'on aime mieux, de l'altération du sang qui la produit, est l'hypertension artérielle. Nous avons vu que Huchard en faisait la cause même de la sclérose et nous avons dit que, pour notre part, nous ne saurions partager entièrement cette manière de voir. A nos yeux, ce qu'il y a de primitif c'est l'altération du sang (*hypoalcalinité*); puis vient en second lieu l'altération histologique des tissus (*sclérose*) et enfin, sous l'influence directe de cette dernière et par une cause purement mécanique, l'augmentation de la pression vasculaire ou *hypertension*. Les faits nous paraissent se produire dans cet ordre, qui est le seul logique et, disons plus, le seul possible.

Il est bien vrai que, si l'on se place sur le terrain de la clinique, l'ordre ci-dessus sera nécessairement renversé et c'est vraisemblablement ce qui explique l'opinion contraire de Huchard, d'après laquelle il y aurait toujours, entre l'hypertension artérielle et la sclérose, la relation de cause à effet. Le phénomène morbide qui se constate le premier cliniquement est bien, en effet, l'augmentation de la pression sanguine; mais cela ne prouve en aucune façon qu'il soit le premier en date dans l'évolution du mal.

Sans doute, si le spasme vasculaire n'agissait que pour resserrer les vaisseaux, c'est-à-dire à titre de *vaso-constricteur*, on pourrait admettre que l'hypertension soit antérieure à la sclérose et la commande; mais, nous avons vu qu'il faut toujours, à l'origine, remonter à l'altération du sang et que la sclérose est sous l'influence d'un trouble trophique des tissus artériels, plus que sous celle d'un obstacle mécanique de la circulation. L'état de spasme, plus ou moins prolongé, du système artériel, peut bien provoquer de l'hypertension; mais cette dernière nous paraît dépendre plutôt de l'altération histologique des vaisseaux, qui leur enlève leur élasticité et les rend, à la longue, plus ou moins rigides.

Ces discussions purement théoriques n'ont, au fond, qu'un intérêt secondaire. Accordons, si l'on veut, au docteur Huchard, que les faits se passent dans l'ordre qu'il indique :

1° Spasme artério-capillaire ;
2° Hypertension artérielle ;
3° Sclérose artérielle ;
4° Sclérose viscérale, cardiopathies artérielles, néphrites interstitielles.

Au fond, tout cela ne change rien à la thérapeutique des scléroses et de la diathèse acide. C'est là le seul point important. Théoriquement, les idées de Huchard sont parfaitement admissibles, bien qu'il nous semble préférable de dire que l'hypertension dérive à la fois de la sclérose, en même temps que, dans certains cas, elle puisse la précéder chronologiquement (intoxication) et même la provoquer.

En d'autres termes, et pour en finir avec ces théories, les scléroses d'origine nerveuse seraient plus spécialement causées par le spasme vasculaire, et alors, l'hypertension devancerait la sclérose, tandis que, dans les scléroses traumatiques, l'altération constitutive du sang amènerait, tout d'abord, l'irritation artérielle, c'est-à-dire l'induration et, consécutivement enfin, l'hypertension.

Quoiqu'il en soit, c'est bien ici le cas ou jamais de répéter le mot célèbre de Cazalis père, *qu'on a l'âge de ses artères*, et que nous vieillissons par notre système artériel, ou encore de dire avec

Huchard que l'artério-sclérose est l'œuvre de tous les jours et de tous les instants, qu'elle est la rouille de la vie. Comment détruire cette rouille? Comment empêcher nos artères de vieillir prématurément ? C'est ce que nous devons, maintenant, examiner.

CHAPITRE SIXIÈME

MÉDICATION DE L'ARTHRITISME. — LES IODIQUES DANS L'ARTHRITISME. — MÉCANISME PROBABLE DE LEUR ACTION.

Les développements dans lesquels nous sommes entrés dans les chapitres précédents, avaient pour but de nous conduire à la conception exacte et définitive de l'arthritisme. Nous avons vu que c'était au premier chef une diathèse, c'est-à-dire un état morbide constitutionnel, transmis, le plus souvent, par hérédité, ou souvent encore acquis et entretenu par une mauvaise hygiène. Nous avons constaté, avec le professeur Bouchard, que la caractéristique générale et constante de cette diathèse était un trouble nutritif, à modalités diverses, mais à cause univoque. Enfin nous avons vu que le premier résultat de ce trouble nutritif était une altération profonde du sang, par surcharge d'acides organiques ou de toxines non comburés (suboxydation), que cette diminution de l'alcalescence du sang se traduisait chimiquement par une hyperacidité urinaire (diathèse acide de Gautrelet) et cliniquement par l'hypertension artérielle, les scléroses artérielle et viscérale. (Huchard). Chemin faisant et tout en analysant les beaux travaux d'Huchard sur les cardiopathies artérielles, nous avons fait voir comment ils se reliaient aux magistrales leçons de Bouchard sur les maladies par ralentissement de la nutrition, en les complétant, toutefois, et en apportant nombre de faits nouveaux à l'appui des mêmes théories.

Nous dirons maintenant, pour insister, une fois de plus, sur ce trait-d'union si manifeste entre les maladies qui dérivent de la nutrition retardante et les maladies de l'hypertension artérielle, que les premières commandent et appellent toujours les secondes, tandis que l'inverse n'a pas lieu. Il y a en effet des cas, ainsi que nous l'avons vu, où l'hypertension artérielle et les troubles organiques qui en dépendent, se produisent en dehors de toute diathèse. (Maladies infectieuses — intoxications).

La question qui se pose maintenant à nous est celle du traitement pharmaceutique de l'arthritisme. Ce traitement est-il utile? Quel est-il? Comment doit-il être institué?

II

On a beaucoup discuté sur l'opportunité du traitement médical des diathèses et de l'arthritisme en particulier. D'aucuns ont soutenu que l'hygiène suffisait amplement et que ses moyens devaient avoir le pas sur ceux de la pharmacie. « Les sujets affligés de *Morbi Dominorum*, dit le docteur Monin, et tous les diathésiques en général, doivent compter davantage sur l'hygiène que sur la thérapeutique proprement dite avec toutes ses formules. » (Monin, hygiène des riches, p. IX). Nous avons dit, au commencement de ce travail, combien cette manière de voir nous semblait excessive ; nous lui préférons de beaucoup la sage opinion de Dujardin-Beaumetz, lorsqu'il dit, au début de ses conférences d'hygiène alimentaire : « Ne croyez pas que je veuille suivre une route exclusive, et que j'abandonne les moyens pharmaceutiques dans le traitement des maladies. Je crois plus que jamais à l'utilité des médicaments » (p. 13).

Le professeur Bouchard est plus affirmatif encore, si possible : « Tandis que les maladies aiguës, dit-il, guérissent seules, les maladies chroniques, ces maladies qui viennent des hommes, comme dit Sydenham, peuvent être empêchées par l'homme et ne peuvent être guéries que par l'homme. Car les maladies chroniques ne tendent pas spontanément à la guérison, et c'est précisément pour cela qu'elles sont chroniques. L'intervention médicale, même si elle doit être inefficace, est obligatoire. » (P. 373).

Mais de quelle nature sera cette intervention

et à quel genre de traitement doit-on donner la préférence ?

Nous ne saurions prétendre à instituer un traitement médical univoque pour toutes les manifestations de l'arthritisme ; il va sans dire qu'à chaque spécialisation morbide doit correspondre une médication spéciale :

> Et quoniam variant morbi, variabimus artes.
> Mille mali species, mille salutis erunt.

Cependant, si l'on veut bien se rappeler les grandes caractéristiques de la diathèse acide : ralentissement de la nutrition d'une part, hyperacidité des humeurs de l'autre (et comme conséquences générales : sclérose vasculaire et hypertension artérielle), on pourra se demander s'il n'existe pas un agent médicamenteux susceptible de combattre victorieusement ces troubles morbides généraux. N'oublions pas que la diathèse, suivant la belle définition de Bouchard, est un trouble permanent des mutations nutritives qui prépare, provoque et entretient des maladies différentes comme formes symptomatiques, comme siège anatomique, comme processus pathogénique (p. 177). Sans donc, pour le moment du moins, nous attacher au traitement particulier de ces diverses maladies, pouvons-nous espérer, sinon faire complètement disparaître, au moins atténuer l'état diathésique ? d'un tempérament morbide pouvons-nous faire un tempérament sain ? Telle est la question.

Nous n'hésitons pas à y répondre par l'affirmative. La médication spécifique de la diathèse arthritique existe ; disons mieux, elle a fait ses preuves : c'est la *médiation iodée.*

Bouchard ne semble pas avoir soupçonné la valeur des iodiques dans les maladies par ralentissement de la nutrition ; le symptôme qui l'a frappé le plus, dans ces maladies, est celui de la dyscrasie acide, contre lequel il ne voit d'autre moyen à employer que les alcalins. « Vous ferez, dit-il, une médication palliative en prescrivant les alcalins, puisque les alcalis s'en vont et que l'alcalinité est amoindrie. » (P. 66). Il recommande d'ailleurs fort sagement de ne pas les administrer en excès, ni pendant trop longtemps, même à dose modérée.

Les reproches que l'on pourrait adresser à cette médication alcaline sont nombreux et, si elle est utile en effet dans certains cas, il importe de se rappeler qu'elle est loin d'être sans dangers. Au point de vue spécial qui nous occupe, nous nous bornerons à dire que si les alcalins restituent au sang une partie de son alcalinité, ils ne paraissent pas mettre obstacle aux causes qui la font diminuer ; ils n'agissent pas directement sur la nutrition générale et ne sont, au demeurant, qu'un palliatif, *le médicament d'un ymptôme.*

Ce n'est pas à dire qu'il faille, de parti pris, rejeter la médication alcaline ; à cet égard, les eaux minérales bicarbonatées sodiques (Vichy, Vals, etc.) rendront de réels services dans certaines formes de la diathèse arthritique. Nous y reviendrons en parlant de la cure aux stations thermales ; mais encore une fois ce n'est pas là la *médication causale*.

C'est à Huchard que revient l'honneur d'avoir préconisé, le premier, la médication iodée contre la manifestation morbide la plus générale de l'arthritisme : l'hypertension artérielle et l'artério-sclérose. G. Sée est également entré dans la même voie, et grâce aux travaux de ces deux cliniciens et aussi à ceux de leurs élèves, nous connaissons maintenant la valeur et la principale indication des iodiques en thérapeutique. De même que Bouchard n'avait vu dans la diathèse acide que la dyscrasie acide, de même Huchard n'y a vu que la sclérose et l'hypertension, mais cela importe peu au fond. L'action des iodiques, contre ces deux symptômes, a été expérimentalement établie ainsi que les règles de leur administration ; cela nous suffit, et maintenant que nous savons que la sclérose n'a d'autre cause que le trouble nutritif, il nous est permis de conclure que le remède de l'un sera également le remède de l'autre.

III

Le mécanisme de l'action des iodiques dans l'arthritisme n'est pas très bien connu et, en dehors de quelques faits positifs, nous ne pouvons guère faire que des hypothèses plus ou moins plausibles.

« Les iodiques, remarque le docteur Éloy, rendaient depuis longtemps les services de médicaments vasculaires, sans en posséder la juste renommée. Naguère, Coindet, Orfila, Küss, plus près de nous Bhöm, Rose, Bogolopoff, Sakolowski, Rummo, Martin (de Lyon), etc., etc., avaient cependant signalé quelques-uns des phénomènes cardio-vasculaires provoqués par les iodiques; mais les observations en étaient incomplètes; l'expérimentation directe n'avait pas déterminé leur mécanisme. Il fallait le chercher ! » (Éloy, in *Gaz. hebdomad.*, 29 nov. 1889).

C'est, en effet, aux expériences d'Éloy (faites à Bichat dans le laboratoire du docteur Huchard), que nous devons de connaître l'action des iodures alcalins sur la pression artérielle. Ces expériences, commencées dès 1886, ont nettement établi ce fait que les iodures possèdent une action vaso-dilatatrice et artério-dépressive incontestable. « J'ai pu affirmer, dit le docteur Éloy, dès les années 1887 et 1888, qu'à la dose de 50 à 60 centigrammes par kilogramme du poids de l'animal, l'iodure de sodium produit un abaissement de tension artérielle qui, évaluée en fonction du temps, est dans le rapport d'un demi, voire même d'un tiers, après quinze, vingt et trente minutes, et, comme je l'ai vu depuis, soixante et quatre-vingt-dix minutes. » (Ibid). Dans les mêmes conditions expérimentales, l'iodure de potassium produit les mêmes effets.

Plus tard, MM. G. Sée et Lapicque arrivèrent

à des conclusions identiques, en expérimentant avec l'iodure de potassium.

La démonstration clinique de ces faits avait été obtenue par Huchard bien avant leur démonstration physiologique. Dès 1883, ce savant avait constaté que les iodures sont la médication artérielle par excellence et déjà il disait de l'iodure qu'il est la *digitale des artères*.

L'iode est donc un médicament artériel qui agit en abaissant la tension artérielle et par conséquent, comme agent de soulagement du cœur. Voilà un premier fait expérimental acquis, qu'il serait au moins puéril de révoquer en doute. Nous devons, maintenant, nous demander s'il est possible de pousser plus avant la solution du problème, en d'autres termes, si l'on peut au moins pressentir le mécanisme intime de cette action sur la circulation et la nutrition générale. C'est ce que nous allons essayer de faire, en nous inspirant des travaux les plus récents et les plus autorisés sur la médication iodée.

L'action physiologique de l'iode et des iodiques a été fort complètement étudiée par le docteur Éloy, dans le savant et substantiel article qu'il a consacré à l'iode dans le Dictionnaire encyclopédique. Nous y relevons les faits suivants, plus spécialement en rapport avec le côté de la question qui nous occupe.

1° Du côté des voies respiratoires, l'iode exerce une action des plus importantes, soit *en modifiant les sécrétions bronchiques*, soit *surtout en modifiant l'activité des centres nerveux*, *régula-*

teurs des mouvements respiratoires. « Agents nervins ou bien agents vasculaires, les iodiques modifient le rythme, l'amplitude et la fréquence des mouvements respiratoires et cette action est heureusement utilisée en thérapeutique. » (Art. iode, p. 323).

2° Du coté de la circulation, l'action des iodiques est indéniable. Nous avons vu en quoi elle consistait : un physiologiste italien, Rummo, a pensé qu'elle portait sur le centre bulbaire du pneumogastrique et que les iodiques étaient surtout des agents nervins. Quoi qu'il en soit, « l'action vasculaire des iodiques paraît hors de doute, mais son mécanisme reste à déterminer. Est-elle le résultat de l'imprégnation des tissus nerveux par l'iode et conséquemment d'une modification fonctionnelle des centres vaso-moteurs ? ou bien les iodiques agiraient-ils plutôt sur les vaisseaux et, par l'intermédiaire de la circulation cérébrale, indirectement sur les centres nerveux ? Cette question n'a pas été résolue. » (Ibid., p. 325.)

3° L'action de l'iode sur le sang est des plus intéressantes à noter et nous donnera l'explication la plus probable de son efficacité contre la manifestation de l'arthritisme. L'iode modifie, à la fois, la composition histologique et la composition chimique du sang. « Dans le sang, l'iode ne serait pas libre, mais se combinant avec l'albumine, il formerait un iodate albumineux, combinaison, d'ailleurs, peu stable et susceptible d'être détruite, comme l'histoire chimique des idioques le prouve, soit par dialyse, soit par coagulation de l'albumine. Mais, au fait, il est difficile d'admettre que ces réactions soient aussi simples..... Madame Bradley défend la théorie de l'action des iodures alcalins sur le sang, en admettant que la moitié de l'iode de l'iodure alcalin déplace une quantité équivalente de l'hydrogène des albuminoïdes, et que l'autre moitié de l'iode de ce même iodure s'unit à l'hydrogène ainsi déplacé pour former de l'acide iodhydrique qui, lui-même, se combine aux alcalins et donne des iodates. Puis l'albuminate est décomposé de nouveau avec restitution de l'hydrogène et ainsi de suite. » (P. 127).

Nous sommes, ici, il faut en convenir, sur le terrain de l'hypothèse pure et nous ne pouvons malheureusement qu'émettre des probabilités théoriques. Cependant, nous nous rappellerons ce fait, bien constaté, de l'affinité de l'iode pour l'hydrogène et les matières albuminoïdes. On sait qu'au contact de certaines substances organiques, des huiles essentielles, entre autres, l'iode se combine avec l'hydrogène de la substance organique, pour former de l'acide iodhydrique. M. Coudure, pharmacien à Lesparre, a pu, avec de l'essence de menthe, obtenir une solution d'acide iodhydrique et qui, plus est, la conserver longtemps sans altération. (in *Union pharmac.*, octobre 85).

L'altération de la teinture d'iode des pharmacies ne reconnaît pas d'autre cause que la formation d'acide iodhydrique. L'action destructive que l'iode exerce sur les matières organiques, avec lesquelles il se trouve en contact direct et prolongé, résulte d'une combinaison avec l'hydrogène de la substance organique pour former de l'acide iodhydrique.

Tous ces faits prouvent l'affinité de l'iode pour l'hydrogène, surtout lorsque ce dernier est en combinaison organique. D'autre part l'affinité de l'iode pour les albuminoïdes n'est pas moins bien constatée, comme nous l'avons vu, à propos de son action sur le sang.

Cette formation d'acide iodhydrique d'abord, puis d'iodate ensuite, ne va pas sans un dégagement parallèle d'oxygène à l'état naissant. Serait-il, alors, téméraire de penser que cet oxygène, produit dans un milieu surchargé de corps incomplètement oxydés, joue un rôle dans leur transformation, active leur combustion et, en fin de compte, leur élimination? Nous ne le croyons pas et, pour notre compte, c'est ainsi qu'il faut comprendre et expliquer l'*action dépurative des iodiques*. Ils épurent, en effet, le sang, puisqu'en se combinant aux albuminoïdes anormales qu'il contient, ils provoquent leur désagrégation moléculaire et leur passage à l'état de composés plus oxydés. Là nous paraît être le vrai nœud de la question.

L'action fluidifiante des iodiques sur les sécrétions bronchiques et, en général, toutes les muqueuses, n'est pas, non plus, à négliger dans l'espèce. Elle doit également s'exercer sur le sérum sanguin, moins fluide dans l'arthritisme et moins apte, par conséquent, à traverser le réseau capillaire.

On a également mis en avant l'action, alcalinisante sur le sérum, des iodures alcalins. Nous ne la contestons certes pas, car des bases comme le potassium et le sodium ne sauraient être sans influence sur l'acidité relative du sang arthritique. Mais cette action nous apparaît comme tout à fait secondaire. Si le sang, en effet, recouvre au moins en partie, son alcalinité normale, sous l'influence des iodiques, c'est, à notre avis, moins par une alcalinisation effective que par combustion consécutive des acides organiques. Cependant, là encore, il faut noter la possibilité d'une combinaison, au moins partielle, du sodium ou du potassium avec l'acide carbonique du sang, combinaison éminemment alcaline et qui agirait alors directement, à ce titre, sur la réaction du sang.

Dire avec Huchard que les iodiques sont des médicaments artériels, qu'ils abaissent la tension artérielle, c'est affirmer une vérité thérapeutique qu'on ne saurait trop vulgariser et surtout trop introduire dans la pratique. Quoi qu'on fasse c'est au clinicien de Bichat que l'on doit cette découverte et c'est stricte justice que de le reconnaître. Huchard, lui aussi, s'est pourtant demandé comment agissaient les iodures dans l'artério-sclérose et la sténocardie ; mais il n'a pas résolu le problème, et l'on peut dire que la question est encore en suspens. Voici ce qu'il écrivait, en 1883, au sujet de l'iodure de potassium : « Faut-il invoquer les vertus résolutives des iodures, admises par tous les auteurs ? Mais cette vertu résolutive est un fait que l'on constate et que l'on explique difficilement. Il est probable, cependant, que les iodures doivent leur efficacité... à leur action sur la circulation. Sous leur influence, le pouls gagne en force et en fréquence, les capillaires artériels se développent et se dilatent, la chaleur périphérique augmente, la tension vasculaire diminue, et cette fièvre artificielle s'accompagne de congestion faciale et encéphalique... Les iodures provoquent aussi la résorption des exsudations pathologiques, accélèrent le mouvement de dénutrition, en s'opposant à la stagnation globulaire et en rendant le sang plus fluide, comme l'a dit Gubler. La preuve, c'est que si l'on fait passer de l'eau pure dans un tube capillaire, elle coulera avec une lenteur relative, tandis que si l'eau est chargée d'iodure, elle semblera plus fluide et passera, plus rapidement et plus facilement, dans le tube. » (P. 666.)

La rapidité avec laquelle les iodiques abaissent la tension artérielle, aussitôt après leur administration, semblerait indiquer qu'ils agissent aussi à titre d'agents *nervins*, comme le croyait Rummo. Nous estimons, en résumé, que leur action est éminemment complexe et qu'il faut, dans certaine mesure, tenir compte de tous les faits que nous avons signalés, savoir :

1° Action sur le système nerveux vaso-moteur;

2° Action fluidifiante sur le serum ;

3° Action alcalinisante directe sur le même serum ;

4° Action oxydante sur les produits de la désassimilation organique, par formation d'oxygène à l'état naissant.

Les idées que nous avons émises plus haut sur le mécanisme de l'action de l'iode sont également celles, au moins en partie, d'un savant médecin de Nice, le docteur Boudon. Voici ce qu'il écrivait dernièrement au sujet des iodiques dans la goutte: « L'iodure de sodium rend l'alcalinité au sang, ce qui manque toujours chez les goutteux, en facilitant l'oxydation des acides organiques qu'il contient. Il facilite aussi l'oxydation et la transformation des graisses qui encombrent le myocarde et les tuniques des vaisseaux. »

L'iodure de sodium, en faisant disparaître les acides de l'économie, empêche la formation du biurate de chaux, qui, bien plus que l'acide urique, se dépose dans nos tissus, est insoluble et donne naissance à tous les accidents de la goutte.

Sous l'influence de l'iode, l'urine augmente en quantité.

L'action de l'iodure de potassium se fait sentir à la fois par l'iode et par la base ; tous deux contribuent à l'alcalinisation du sang.

L'emploi de l'iode paraît s'accompagner de la mise en liberté d'oxygène naissant, et favorise ainsi la combustion des acides organiques, qui, chez les goutteux, arrivent difficilement au dernier terme de leur transformation, l'urée.

L'oxygène débarrasse la fibre musculaire et tous nos tissus, des détritus appelés « Rouille de la Vie ». La goutte, comme l'artério-sclérose, est souvent due à une erreur dans l'alimentation, qui jette dans l'organisme des matières toxiques « ptomaïnes, toxines alimentaires (In *Gazette hebdomadaire*, 26 septembre 1891).

A propos des toxines alimentaires, nous devons, ne fut-ce que pour être complets, émettre une hypothèse qui, si elle n'est pas expérimentalement démontrée, nous semble au moins fort soutenable. On sait que l'iode est un antiseptique des plus énergiques ; Miquel le place parmi les agents très fortement antiseptiques, immédiatement après l'eau oxygénée, le sublimé corrosif et l'azotate d'argent qui le sont extrêmement. « Serait-il donc illégitime, observe à ce propos le docteur Eloy, de le considérer comme un neutralisant des leucomaïnes et de trouver, dans cette idée théorique, l'explication de son action biologique sur le milieu intérieur et de son utilité thérapeutique dans la médication des maladies à microbes ». (*Dict. Encyclopédique*, art. iode, p. 118).

Encore une fois, si nous insistons sur ces différentes hypothèses, c'est que, lorsqu'il s'agit de l'organisme et des phénomènes intimes dont il est le théâtre, il n'y a rien qui ne soit éminemment complexe, rien en tous cas de comparable à ce qui se passe *in vitro*. Si donc l'on veut expliquer un phénomène, il faut bien se pénétrer de cette idée que plusieurs causes y concourent et qu'un médicament donné, pour produire son effet, peut très bien agir en même temps, de plusieurs façons différentes. En ce qui concerne l'iode, nous ne voyons aucune difficulté à admettre qu'il exerce à la fois sur le serum une action alcalinisante *directe* par les alcalis auxquels il est combiné ou les sels alcalins (carbonate de soude où de potasse), à la formation desquels il peut donner lieu, et une action du même genre *indirecte* par la combustion des acides organiques qu'il provoque; qu'à cette double action vient encore s'ajouter l'action fluidifiante sur le serum, la résorption des graisses (par oxydation), et enfin une action microbicide spéciale sur les leucomaïnes.

Nous n'avons fait qu'indiquer ici diverses modalités de l'action probable des iodiques ; il serait à désirer que des expériences précises fussent entreprises dans cette voie; elle seraient, nous en sommes persuadés, des plus fécondes et des plus intéressantes.

La conclusion que nous tirerons de ce qui précède, c'est que l'iode et les iodiques sont plus que des médicaments artériels : ce sont des agents eutrophiques et par suite les véritables spécifiques de la diathèse dystrophique ou arthritisme. Nous avons vu leur très réelle efficacité dans les maladies de l'hypertension artérielle et maintenant que nous savons quels liens relient l'hypertension artérielle à la dyscrasie acide, il serait banal d'insister sur cette assertion que les iodiques ne guérissent l'hypertension que parce qu'ils en font disparaître la cause, c'est-à-dire le trouble nutritif.

CHAPITRE SEPTIÈME.

QUAND ET COMMENT DOIT-ON PRESCRIRE LES IODIQUES DANS L'ARTHRITISME. — PRINCIPALES FORMES PHARMACEUTIQUES DE LA MÉDICATION IODÉE. — SES RÈGLES.

La pharmacologie des iodiques est des plus variées; nous ne nous arrêterons ici qu'à celle des iodures alcalins, de l'iode métalloïdique et de l'iodoforme.

Les iodures alcalins les plus employés sont, en première ligne, l'iodure de potassium; ceux de sodium, d'ammonium et de lithium viennent ensuite. Découvert en 1811 par Courtois dans les eaux-mères de la soude brute des varechs, l'iode ne fut employé en médecine qu'en 1820, par Coindet (de Genève) ; son introduction dans la pharmacopée officielle est de date relativement récente, puisque nous le voyons figurer, pour la première fois, au Codex de 1837. La classe des iodures, dans ce codex, est encore peu nombreuse ; elle comprend les iodures de potassium, de mercure, de fer, de plomb. Au codex de 1866, cette classe ne s'est pas augmentée et nous n'y voyons pas encore l'iodure de sodium, qui ne devient médicament officiel, ainsi que l'iodure d'ammonium, que dans le codex de 1884. Dès 1885, la consommation annuelle de l'iodure de potassium, dans les hôpitaux de Paris, avait atteint le chiffre énorme de 1079 kilos, et elle augmente d'année en année.

Les iodures les plus employés aujourd'hui sont ceux de potassium et de sodium ; mais on n'est pas tout à fait d'accord sur leur valeur respective. En se plaçant au point de vue chimique, voici quelle est, en chiffres ronds, la teneur pour cent en iode des principaux composés iodiques :

Iodure de potassium.	76 o/o	iode	pur.
Iodure de sodium	84 o/o	»	»
Iodure d'ammonium.	87 o/o	»	»
Iodure de lithium	94 o/o	»	»
Iodoforme	32 o/o	»	»

Il semblerait donc, si l'on recherchait surtout l'action de l'iode dans ces composés, qu'il faille s'adresser de préférence à l'iodure de lithium, puis à celui d'ammonium et enfin à ceux de sodium et de potassium. Toutefois, la thérapeutique n'est pas toujours d'accord avec la chimie pure ; et d'autre part il faut bien se rappeler que dans l'action thérapeutique d'un sel, la base a aussi sa part d'action, ou tout ou moins mérite d'être prise en considération.

L'iodure de lithium a bien été recommandé dans la goutte, par Huchard, à cause des propriétés spéciales de la lithine sur les dérivés uriques, mais (comme le remarque avec juste raison le docteur Éloy) son étude expérimentale est encore à faire et toute conclusion physiologique à son égard serait au moins prématurée.

Il en est de même de l'iodure d'ammonium, dont l'action semble même assez dangereuse. « La toxicité de cet iodure, dit Éloy, est grande. Sa pureté chimique laisse à désirer; à l'heure actuelle c'est un médicament que le thérapeutiste prudent évitera de prescrire ». (In *Gaz. hebd.*, nov. 89.)

Restent, par conséquent, les iodures de sodium et de potassium. A première vue, le premier semblerait plus actif, à cause de sa plus grande richesse en iode et c'est pourtant le contraire qui paraît avoir lieu. « Pour des raisons que j'ignore, dit Huchard, et peut-être parce qu'il peut être obtenu à un état de pureté plus grand, l'iodure de potassium m'a paru doué d'une action plus rapide et plus certaine chez quelques artério-scléreux ou angineux. » (P. 668). Plus tard, il est vrai, le même auteur semble être revenu sur sa première manière de voir et il écrit que l'iodure de sodium est un médicament aussi actif, peut-être plus actif même que l'iodure de potassium, par la quantité supérieure d'iode qu'il contient. « In Revue générale, 24 décembre 1890.)

G. Sée donne la préférence à l'iodure de potassium, mais à tort selon nous, car il n'est pas douteux qu'à la longue il puisse être dangereux pour le cœur et les reins. « Pour le cœur, en raison de l'action nocive des sels de potassium sur les muscles en général, et sur le myocarde en particulier; pour les reins, en raison du defaut d'élimination des sels de potassium, ce qui expose aux dangers de la potassiémie, surtout dans les cardiopathies artérielles, caractérisées souvent par un degré plus ou moins accusé d'insuffisance rénale. » (Huchard, ibid., 827).

Nous préférons de beaucoup la pratique d'Huchard qui recommande l'emploi de l'iodure de sodium, comme étant moins dangereux. Il est vrai que G. Sée et Lapicque préconisent, de préférence, l'iodure de potassium, mais le traitement de la diathèse arthritique devant être, par sa nature même, longtemps continué, il vaudra mieux employer l'iodure de sodium, à cause de son innocuité mieux établie.

L'iodoforme exerce sur la pression artérielle la même influence dépressive que les autres iodiques. En dehors de son emploi banal comme antiseptique externe, il fait surtout partie de préparations pilulaires contre la bronchite et la tuberculose. Son odeur repoussante et son défaut de solubilité n'ont pas contribué à en vulgariser l'emploi dans la thérapeutique interne.

Il nous reste enfin à parler de l'iode métalloïdique qui est, à nos yeux, la meilleure forme pharmacologique de la médication iodée, bien qu'on y ait peut-être moins souvent recours dans la pratique. Nous avons vu, en effet, en étudiant l'action physiologique des iodiques, que c'était uniquement l'action de l'iode sur la circulation que l'on cherchait à provoquer et que, sauf le cas de l'iodure de lithium, on se préoccupait beaucoup plus de l'innocuité du métal associé à l'iode (potassium ou sodium) que de son mode d'action spécial. Il semblerait donc tout indiqué, puisque l'iode est le médicament de choix dans ces maladies, de s'adresser directement à lui et de l'administrer en nature. La solution alcoolique au douxième du codex, teinture d'iode, se prêterait fort bien à cet usage, n'était l'extrême causticité de l'iode et sa saveur particulièrement désagréable.

On a songé alors aux combinaisons organiques de l'iode et spécialement à sa combinaison avec le tannin : de là sont sortis les sirops, puis les vins iodo-tanniques. Ce sont d'excellentes préparations, surtout dans la médecine des enfants rachitiques et malingres. Nous ne leur adresserons qu'un reproche, c'est de trop atténuer les propriétés de l'iode, qu'elles vont presque jusqu'à annuler complètement.

Le meilleur moyen de conserver à l'iode l'intégrité de son action thérapeutique, tout en lui enlevant sa causticité, est de mettre à profit son affinité pour les substances albuminoïdes. On sait, en effet, que certaines substances organiques jouissent de la remarquable propriété de le dissimuler, de l'emmagasiner en quelque sorte, au point même de le rendre insensible aux réactifs. Le lait, en particulier, masque parfaitement la saveur de ce médicament et l'on a pu, grâce à ce moyen, l'administrer sans inconvénient à des enfants. Il en est de même du vin, qui peut dissimuler l'iode et le rendre insensible aux réactifs ordinaires (eau amidonnée et sulfure de carbone) dans la proportion de 40 à 45 centigrammes par litre. On a cru très longtemps que cette propriété était due au tannin, mais il n'en est rien ; des vins privés absolument de tannin par la gélatine, se comportent exactement de la même façon (Barnouvin).

Lasègue, dès 1858, conseillait la dilution de la teinture d'iode dans le vin d'Espagne, pour prévenir la précipitation du métalloïde. Huchard et avec lui Eloy, conseillent également l'emploi à l'intérieur de la teinture d'iode à la dose de 10 à 20 gouttes à prendre avant chaque repas dans un peu de vin de Malaga.

Ce qu'il y a de particulier, dans ce recours à la teinture d'iode, c'est qu'on l'indique dans les cas d'intolérance des iodures, comme un moyen plus facilement supporté par les voies digestives. Pourquoi alors ne pas prescrire, d'emblée, l'iode métalloïdique, sous forme de vin iodé par exemple, puisqu'il est admis qu'il ne provoque pas les mêmes accidents d'intolérance que les iodures et que, d'autre part, il se résout toujours en iodure de sodium au sein de l'organisme ?

La pharmacologie de l'iode n'a pas encore dit son dernier mot ; tout récemment on signalait une propriété remarquable d'absorption de l'iode par la glycose : « Grâce à l'absorption de l'iode par la glycose, dit l'auteur de la note parue dans l'*Union pharmaceutique* du 15 novembre 1891, l'odeur et la saveur de l'iode sont absolument masquées, et on peut le prescrire sans danger aucun, à des doses élevées, ce qui permet de s'en servir utilement dans toutes les affections chroniques, où ce métalloïde se montre si efficace. » La formule proposée est la suivante :

Iode	1.80
Iodure de potassium	9.25
Eau distillée	120.00
Mélasse	360.00
Essence de Winter, greinn.	7.50

L'occlusion de l'iode libre par la glycose de la mélasse demande environ une dizaine d'heures, en sorte qu'il est préférable de ne pas employer cette solution aussitôt après sa préparation.

A nos yeux, la meilleure forme pharmaceutique de l'iode, lorsqu'il s'agit d'un traitement long, est le vin iodé légèrement dosé (quatre à huit gouttes de teinture par verre à madère, par exemple). Ce vin doit être préparé à l'avance, avec du vin rouge de préférence ; son goût n'est aucunement désagréable et il acquiert même, en vieillissant, une saveur qui rappelle les vieux vins du Médoc. Le vin Duflot est, assurément, le type le plus parfait de cette préparation officinale à longue portée.

Aux enfants, nous conseillerons plus volontiers le sirop iodotannique ou le sirop de raifort iodé du codex, préparations un peu moins actives peut-être, mais mieux supportées à cet âge.

Dans les cas seulement d'artério-sclérose confirmée et, à plus forte raison, de sténocardie, on aura recours aux iodures et de préférence à l'iodure de sodium.

Enfin, dans la gravelle et certaines formes de goutte, on s'adressera utilement à l'iodure de lithium.

II

Quand et comment doit-on prescrire les iodiques ? A la première partie de cette question, nous répondrons qu'il faut y avoir recours dès que l'état diathésique est soupçonné, principalement à l'âge adulte, où les troubles diathésiques s'accentuent davantage.

Dans la jeunesse et l'adolescence, la nutrition est moins profondément viciée ; les vaisseaux n'ont encore rien perdu de leur élasticité native ; les exercices au grand air sont plus fréquents. Plus tard, au contraire, les nombreuses exigences de la vie, le surmenage physique et intellectuel, l'alcool et le tabac, vont créer l'état diathésique ou le développer si l'organisme en a déjà les germes. C'est alors que « la rouille de la vie » s'empare des organes et qu'il importe, en dehors même de l'hygiène qui conserve toujours ses droits, d'avoir recours aux excitants factices de la nutrition. Le sang devient noir et épais, la face se congestionne, la tendance au sommeil augmente, la fatigue musculaire s'accuse au moindre effort, l'essoufflement se manifeste avec la plus grande facilité, le sommeil est lourd et souvent entrecoupé de cauchemars, les digestions sont lentes et pénibles : c'est le moment de recourir à la médication iodée.

La posologie spéciale des iodiques a été établie par Huchard suivant des règles très précises qui répondent à la plupart des cas. Nous ne transcrirons ici que quelques-unes de ses formules : « Lorsque les malades, dit-il, présentent simplement de l'hypertension artérielle, il faut employer d'une façon presque continue (pendant vingt jours chaque mois) l'iodure de potassium ou plutôt de sodium à *petites doses*. Voici la formule très simple que j'emploie d'ordinaire :

Iodure de sodium	2 à 5 grammes
Eau distillée..............	100 grammes

à prendre à chaque repas une cuillerée à café, dans un peu d'eau sucrée, dans du lait ou mieux dans de la bière.

Quand, au contraire, l'artério-sclérose est constituée, il y a lieu de prescrire des doses plus fortes d'iodure d'après cette formule :

Iodure de sodium	10 à 20 gr.
Eau distillée..........	300 gr.

Une cuillerée à soupe à chaque repas (Chaque cuillerée représente 0,50 centigr. ou 1 gr. d'iodure). Cette dose doit être portée progressivement dans les cas graves (anévrysme-angine de poitrine vraie, etc.) à 3, 4 et même 5 à 6 grammes d'iodure.

Parfois Huchard associe à l'iodure la spartéïne et l'extrait thébaïque, la première pour combattre les symptômes d'affaiblissement du cœur, le second pour assurer la tolérance de l'iodure :

Iodure de sodium	5 gr.
Sulfate de spartéïne.......	0.50
Extrait thébaïque	0.05
Eau distillée	100.00

Une cuillerée à café deux ou trois fois par jour.

Dans l'asthme catarrhal, Huchard associe aux iodures la lobélie et le polygala suivant cette formule :

Iodure de potassium...	ãã 10 gr.
Teinture de lobélie......	
Teinture de polygala ...	
Extrait d'opium....	0.10
Eau distillée.................	100 gr.

Une cuillerée à café deux ou trois fois par jour.

Ces formules se rapportent plus spécialement au traitement de l'hypertension artérielle et de l'artério-sclérose. Contre l'arthritisme en général on prendra de préférence cinq gouttes de teinture d'iode à chaque repas dans du malaga, suivant la pratique de Lasègue, en augmentant progressivement jusqu'à 10 gouttes. C'est là la vraie médication anti-diathésique.

A quelque préparation que l'on s'adresse, on se trouve parfois en présence de phénomènes d'intolérance insurmontable. Cette intolérance peut être due à deux causes :

1° A l'impureté du médicament, qui renferme des iodates ;

2° A une intolérance imputable au malade lui-même (idiosyncrasie), dont la cause serait, le plus souvent, d'après Huchard, un état d'insuffisance rénale.

Huchard indique certaines règles pour assurer dans la limite du possible la tolérance des iodures. « Il faut, dit-il, administrer le médicament au milieu du repas ; vous pouvez l'associer à une petite dose d'extrait thébaïque.... ou quelques gouttes de teinture de noix vomique. » (P. 676-677).

III.

Les règles générales, qu'il ne faut jamais perdre de vue, dans la médication iodée de l'arthristime, sont les suivantes : *précocité* et *continuité* dans le traitement.

« On prescrira les iodiques, dit Eloy, dès le début contre l'artério-sclérose et la néphrite interstitielle, dès que l'on soupçonnera le processus scléreux,... en un mot dès que l'on reconnaîtra l'exagération de la tension vasculaire. *C'est de la précocité du traitement que dépendent les succès.* » (Gaz. hebd., 29 nov. 89.)

Ce qui s'adresse ici au traitement des maladies de l'hypertension artérielle, nous le généraliserons et nous dirons que les iodiques doivent être prescrits contre toutes les manifestations de la diathèse arthritique, quelque bénignes et isolées qu'elles paraissent. Combattre de bonne heure l'arthritisme, c'est faire œuvre sage et prévenir toutes les complications ultérieures, telles que l'obésité, la goutte, la gravelle, le diabète, le rhumatisme, les cardiopathies et néphrites artérielles, les affections aortiques, angines de poitrine, etc., etc. ; c'est encore prévenir le surmenage artériel et la vieillesse prématurée des vaisseaux.

Le traitement iodé de l'arthritisme ne sera pas seulement précoce ; il doit être aussi longtemps continué. Nous avons vu que la diathèse est, par définition, une constitution morbide ; or, on ne modifie pas un tempérament comme on guérit une maladie aiguë. Acquis ou héréditaire, le tempérament diathésique est l'œuvre du temps et il doit en être de même de sa médication. Ces vérités s'imposent et il est à peine besoin d'y insister ; malheureusement, on est peu porté à se soigner pour un état chronique ;

c'est pour la crise aiguë que l'on réserve d'ordinaire le régime et les médicaments. Il y a là une grave erreur, en même temps qu'un réel danger. Le traitement iodé sera donc longtemps continué, toujours même, en cas d'indications spéciales. On y aura recours principalement au printemps et à l'automne, époques où, selon l'expression vulgaire, mais vraie, le sang est en mouvement. Huchard conseille de prendre le médicament vingt jours par mois et de laisser l'organisme se reposer pendant les dix derniers jours. C'est une très sage pratique, à laquelle on fera bien de se conformer.

Il va sans dire, au surplus, que la posologie des iodiques et même leur forme pharmacologique varieront suivant les cas. La diathèse arthritique est infiniment variée dans ses formes et l'on en peut dire ce que l'on a dit du diabète, qu'il n'y a pas de diabète, mais des diabétiques. De même, il n'y a pas d'arthritisme, comme entité morbide univoque, mais il y a des arthritiques, ce qui est bien différent. Comme le disait Hufeland « on doit généraliser la maladie et individualiser le malade. » Ne pourrions-nous dire dans le même sens, qu'on doit généraliser la médication d'une diathèse, mais en individualiser la posologie? L'étude des variantes de la médication iodée, spéciales à chaque forme morbide de la diathèse arthritique (obésité, goutte, gravelle, etc.), nous entraînerait trop loin. Nous nous bornerons aux indications générales que nous avons données plus haut.

Pour nous résumer, rappelons que dans l'emploi de la médication iodée appliquée à l'arthritisme « la persévérance et la constance sont pour le thérapeutiste des vertus cardinales. Hors de là, point de succès (Eloy). »

C'est, employés de la sorte, que l'iode et les iodures mériteront cet éloge qu'en fait Fournier, lorsqu'il dit de l'iodure « c'est un médicament absolument incomparable par ses vertus curatives ; j'ajoute que, de plus, il est aussi un tonique, un reconstituant, agissant sur la nutrition, excitant vivement l'appétit, en un mot, il est l'idéal des médicaments, et je ne saurais trop en faire l'éloge. »

CHAPITRE HUITIÈME

HYGIÈNE DE L'ARTHRITISME. — LES INDICATIONS DU RÉGIME ALIMENTAIRE. — LES ABUS ET ERREURS DANS L'ALIMENTATION.

On a dit avec raison qu'à côté de l'âge chronologique, il y avait l'âge physiologique ; c'est ce qu'on répète vulgairement en disant d'une personne âgée, mais encore vigoureuse et bien conservée, qu'elle ne paraît pas son âge, de même que l'on dit d'un déprimé ou dégénéré qu'il a plus que son âge. L'âge physiologique, toutes choses égales d'ailleurs, est corrélatif de l'état de conservation plus ou moins parfait des artères ; or, nous avons vu que la dyscrasie acide conduisait fatalement à la dégénérescence artérielle, nous avons constaté qu'elle résultait de deux facteurs principaux, agissant dans le même sens, pour pervertir la nutrition : excès ou erreur dans l'alimentation d'une part, insuffisance dans les combustions de l'autre. C'est ce qu'on a pittoresquement résumé dans cette proposition : *trop de recettes, pas assez de dépenses.*

Examinons donc, de près, au point de vue de l'hygiène, le budget *par doit et avoir* de l'arthritique. L'alimentation nous représentera sa recette, l'exercice ses dépenses. Le but de l'hygiène est d'équilibrer ces deux chapitres et le résultat de cet équilibre n'est autre que la santé.

L'hygiène alimentaire des arthritiques comprend la *quantité* et la *qualité* des aliments.

L'homme riche, dit Cazalis, surtout dans les villes, mange beaucoup trop, bien qu'il semble manger beaucoup moins, et beaucoup moins bien qu'autrefois » (P. 24). La Physiologie expérimentale a permis de déterminer exactement la quantité d'aliments nécessaire au fonctionnement normal de la machine humaine ; c'est ce que l'on appelle la *ration d'entretien*. Cette ration pour le soldat français en temps de paix est la suivante :

	Quantité	Azote	Carbone	Graisses
Pain	1000	12.00	300.00	15.00
Viande non désossée	300	5.41	19.80	3.60
Légumes frais . . .	100	0.24	5.60	0.10
Légumes secs. . . .	30	1.02	12.60	0.60
	1430	18.67	338.00	19.30

Hervé-Mangon a établi que la ration moyenne d'un adulte, par jour et par kilogramme vivant, devait être de 5 gr.1197 de carbone et de 0,280 d'azote. Ces chiffres varient sensiblement, suivant qu'il s'agit de l'habitant des villes ou du campagnard, de l'ouvrier ou du rentier. La ration de travail est presque double de la ration d'entretien ; d'après Smith, elle serait, pour un homme de 65 kilog., de 442 de carbone et de 25 d'azote, et seulement de 234 de carbone et de 13 d'azote pendant le repos.

Ces principes posés, il est manifeste que si la quantité habituelle des *ingesta* dépasse la normale, il se produira, à la longue, fatalement, des troubles dans la nutrition. Si ce sont les aliments hydrocarbonés qui dominent habituellement (graisses, farineux, sucres) on aboutira à l'accumulation de la graisse, à la polysarcie. Si, au contraire, ce sont les aliments azotés qui sont en excès dans l'alimentation, le résultat sera l'accumulation des leucomaïnes et des dérivés organiques azotés, d'où, suivant les cas, la goutte, la gravelle, le diabète, etc., etc.

En pratique, il est extrêmement difficile de modérer son appétit et de le restreindre à de justes limites, et cependant *manger peu* est un des plus importants préceptes d'hygiène. Les anciens, qui étaient pourtant de gros mangeurs, avaient fort bien compris les inconvénients des excès d'alimentation, lorsqu'ils disaient que la bouche tue plus de gens que le glaive « plus ferit ense gula. »

L'école de Salerne a dit de son côté :

Pone gulae metas, ut sit tibi longior aetas

et ailleurs :

Est sitis atque fames moderata bonum medicamen
Si super excedant, important saepe gravamen.

En règle générale il faut qu'un enfant mange beaucoup, un adulte raisonnablement, un vieillard peu et souvent, une femme moins qu'un homme. Écoutons parler Galien, dans un vieux poëme dont nous avons cité déjà quelques extraits :

Tous maulx viennent par gloutonnie :
Escripture en est toute plaine,
Mais la sobre parcimonie
Rend la créature toute saine.
Senecque qui toujours amaine
Quelque mot digne et vertueux,
Dit à la créature humaine
Cet enseignement somptueux :
« Scez-tu comment tu dois manger?
Ung peu moins que saturité. »

C'est la traduction de cette maxime d'hygiène qu'il faut savoir se lever de table avec la faim.

L'excès dans les boissons n'est pas moins préjudiciable à la santé que l'abus des aliments solides. « Tous nous buvons trop, a dit Œrtel ; la proportion habituelle de nos boissons dépasse de beaucoup la quantité nécessaire aux échanges nutritifs ; jamais nous ne les réglons sur nos dépenses. » — La conséquence de l'abus des boissons est de produire une pléthore vasculaire qui aboutit à l'hypertension artérielle et aux maladies qui en découlent. « Manger peu et peu à la fois, dit le docteur Monin, quitter toujours la table avec un reste d'appétit : voilà des lois qu'on ne peut violer sans crainte, quels que soient la force et les caprices de l'estomac. » (Hygiène de l'estomac, p. 347).

La *qualité* des aliments n'est pas moins à considérer que leur quantité.

Cette question de la qualité des aliments a été étudiée, de très près, ces derniers temps, au point de vue du traitement des maladies chroniques et diathésiques, par Dujardin-Beaumetz, Germain Sée, Monin et autres auteurs ; on a même dressé des cartes culinaires spéciales, pour la cure de certaines affections sur lesquelles l'hygiène alimentaire exerce une réelle influence. Malheureusement, les auteurs sont loin d'être d'accord sur le choix des aliments dans les diathèses: nous ne retiendrons de leurs indications, parfois contradictoires, que celles qui nous semblent avoir reçu la consécration de l'expérience. Sans entrer, pour le moment, du moins, dans le détail des divers régimes alimentaires proposés pour chaque forme de l'arthritisme, nous nous bornerons à fixer, d'une façon générale, les règles de diététique applicables à la diathèse hyperacide.

En se reportant aux causes qui produisent la dyscrasie acide et aux troubles organiques qui en sont la conséquence, il sera facile de comprendre ce que doit être le régime de l'arthritique.

L'arthritique, nous le savons, digère mal et brûle incomplètement ses aliments ; la nutrition est viciée ; le sang est, chez lui, surchargé de graisses, d'acides organiques et de leucomaïnes ; la circulation est, le plus souvent, défectueuse, par suite de l'hypertension artérielle et de la sclérose vasculaire ; le rein est rarement indemne et la dépuration urinaire insuffisante ; tout, en un mot, dans l'état morbide, concourt à la congestion, à l'empoisonnement : l'arthritisme est bien, en effet, une diathèse *congestive*.

Deux indications maîtresses ressortent de ces notions, au point de vue du régime alimentaire :

1° Eviter les acides, qui augmenteraient encore l'hyperacidité des humeurs ;

2° Eviter les aliments trop riches en azote (qui produisent également cette hyperacidité) et ceux surtout qui, par leur nature ou leur mode de préparation, contiennent des ptomaïnes.

L'acide le plus nuisible à l'arthritique, qui soit susceptible d'être introduit par l'alimentation, est l'acide oxalique. L'oseille, les tomates, la rhubarbe, en branches, les haricots verts sont, parmi les légumes, les plus nuisibles à ce point de vue. Parmi les épices et les condiments, le poivre, qui contient 3.25 o/oo d'acide oxalique, est également dangereux (1). Le thé noir et surtout le cacao, en contiennent aussi une forte proportion, ainsi que certains farineux (les haricots blancs par exemple) et les figues sèches.

(1) Aux arthritiques hémorroïdaires, Monin recommande d'employer le poivre de Cayenne (capsicum annuum).

Nous ne voyons au contraire aucune raison pour exclure du régime des arthritiques les fruits, même ceux qui sont acides. Leur acidité, en effet, est due à des acides citrique et oxalique, qui se transforment finalement dans l'organisme en carbonates alcalins : le raisin, qui contient de l'acide tartrique, donne également lieu aux mêmes réactions.

La grande source des acides organiques, qui créent ou développent la diathèse arthritique, est dans les aliments azotés, parmi lesquels les viandes, et plus spécialement les viandes noires, tiennent la première place. L'arthritique sera donc sobre de viandes ; il en évitera l'excès. « Aujourd'hui, dit Bouchard, on mange modérément de toute chose, mais on mange relativement trop de viande, et cela dans toutes les classes de la société... » (P. 241). Les viandes blanches seront particulièrement recommandées. Les arthritiques devront surtout s'abstenir du gibier, ainsi que du poisson de mer et des salaisons. Le gibier est doublement nuisible, par l'azote qu'il contient, d'une part, en grande proportion, et de l'autre par sa richesse en ptomaïnes, surtout lorsqu'il s'agit d'animaux surmenés par la course et la chasse. Les poissons de mer (sauf le merlan et la sole), renferment une grande quantité d'azote et d'un autre côté, surtout pour les mollusques et les crustacés, leur digestion est souvent pénible et difficile.

En dehors des viandes, certains légumes seront aussi à éviter, à cause de leur richesse en azote. Nous citerons, en première ligne, la fève, les haricots secs, les lentilles, les pois secs etc., etc. Les lentilles constituent l'aliment végétal le plus riche en azote et sont aptes, dit G. Sée, à remplacer la nourriture animale. Le chou et le chou-fleur contiennent aussi une assez forte proportion d'azote.

Les champignons et les truffes seraient particulièrement proscrits : la truffe, que l'on a appelé « le diamant de la cuisine, » est une viande végétale, un véritable gibier sans plumes ni pattes.

Il ne faudrait pas inférer, cependant, de ces prescriptions hygiéniques, qu'on doive s'abstenir complètement d'aliments azotés ou même n'en absorber qu'une quantité extrêmement minime ; la santé n'est compatible avec aucun régime exclusif, pas plus avec le végétarisme pur qu'avec une nourriture exclusivement animale. Ce qui importe surtout à l'arthritique, c'est d'éviter l'excès dans l'alimentation et plus spécialement l'excès d'alimentation azotée. Il faut, en un mot, introduire dans l'organisme des aliments de combustion facile et, de plus, en régler la quantité, il faut être sobre, mais *sobre avec sobriété.*

II

Pour entrer plus avant dans la question du régime alimentaire convenable à chaque forme de la diathèse arthritique, nous diviserons, avec Cazalis, les arthritiques en neuf catégories principales et nous indiquerons la bromatologie spéciale à chacune d'elles. Nous aurons ainsi :

1° L'arthritique uricémique ou goutteux ;
2° L'arthritique rhumatisant chronique ;
3° L'arthritique rénal ;
4° L'arthritique hépatique ;
5° L'arthritique cardiaque ;
6° L'arthritique dyspeptique ;
7° L'arthritique diabétique ;
8° L'arthritique obèse ;
9° L'arthritique neurasthénique.

Ces divisions n'ont rien d'absolu et nous savons que ces formes diverses de l'arthritisme sont, en fait, rarement isolées. Il est bien rare, par exemple, que le goutteux ne soit pas ou ne devienne pas, à un moment donné, un hépatique, un rénal, un cardiaque ou un dyspeptique. Cependant, comme l'une ou l'autre de ces formes morbides peuvent dominer la scène, il y aura, pour chacune d'elles, des prescriptions alimentaires un peu spéciales, que nous allons passer maintenant en revue.

A. — *Régime alimentaire du Goutteux.*

ALIMENTS NUISIBLES	ALIMENTS PERMIS
—	—
Viandes noires.	Viandes blanches.
Gibier à poil ou à plumes.	Légumes verts.
Œufs (en excès).	Salades.
Poissons. — Mollusques.	Pommes de terre.
Crustacés.	Fruits (surtout les fraises et raisins.)
Aliments gras (en excès).	
Fromages.	
Oseille. — Epinards.	
Tomates.	
Haricots secs. — Lentilles.	
Champignons. — Truffes.	

BOISSONS NUISIBLES	BOISSONS PERMISES
—	—
Champagne.	Eau pure.
Bières fortes.	Eaux minérales alcalines.
Vins à bouquet.	Vins légers.
Vins très alcooliques.	Vins blancs.
Eaux gazeuses.	
Cidre?	
Liqueurs.	
Eau-de-Vie.	
Café. — *Thé.*	

Nous avons souligné les aliments et les boissons les plus nuisibles, mais c'est surtout l'abus qu'il faut redouter et non l'usage modéré.

G. Sée a soutenu que le régime alimentaire le plus favorable au développement de la goutte était celui qui consiste dans un excès d'aliments azotés combiné avec un excès d'aliments gélatineux, gras ou sucrés (p. 458). « C'est cette combinaison, dit-il, qui est le véritable motif de la goutte, c'est-à-dire de la prédominance relative de l'acide urique dans le sang. »

Le régime le plus rationnel, d'après cet auteur, est celui qui comporte, avec une dose modérée de viande, le plus de végétaux frais et de fruits possible. « Les végétaux frais constituent une véritable diète alcaline », qui enlève une partie de leur acidité aux humeurs et facilite la dissolution de l'acide urique. Un des aliments qui atteignent le mieux ce but est la pomme de terre, à cause de sa teneur considérable en nitrate de potasse, qui se transforme dans l'organisme en bicarbonate de potasse.

Mais rappelons encore que l'alimentation du goutteux ne doit pas être exclusivement végétale ; ce serait le vouer infailliblement à l'anémie. « La combinaison du végétarisme avec une quantité modérée de viande est inéluctable » (G. Sée). Allons même plus loin et disons que si l'abus des viandes noires est préjudiciable au goutteux, l'usage exclusif des viandes blanches ne serait pas, non plus, au point de vue de leur valeur nutritive moindre, sans présenter de sérieux inconvénients.

B. *Régime du rhumatisant chronique.*

Le régime du rhumatisant ne doit pas être tout à fait celui du goutteux ; il doit être plus animalisé. « L'alimentation du rhumatisant, dit le docteur Monin, devra être douce ; il évitera la nourriture succulente, les aliments de haut goût, les viandes fortement azotées, les poissons de mer, gibiers et salaisons. Il recherchera les viandes blanches et les légumes verts, boira un bordeaux tonique étendu d'une eau alcaline et ferrugineuse légère (p. 70). » C'est un peu le régime du goutteux. Disons cependant que le rhumatisme n'est pas, comme la goutte, une maladie de richesse ; le froid et une insuffisance dans l'alimentation semblent en être les principaux facteurs ; l'alimentation ne paraît pas exercer, ici, une aussi grande influence que dans les autres formes de l'arthritisme.

C. *Régime de l'arthritique rénal ou graveleux.*

C'est exactement le régime du goutteux. S'il s'agit de gravelle urique, on favorisera le plus possible la diurèse par l'usage de boissons abondantes, du lait, de l'eau de Contrexeville ou d'Evian.

Dans le cas de gravelle oxalique, on proscrira de l'alimentation les végétaux riches en acide oxalique. — L'alimentation végétale abondante est nuisible. — En principe, le graveleux boira beaucoup, mais il évitera les vins généreux, le champagne, les bières fortes, les boissons gazeuses, et boira de préférence des vins légèrement acidulés. Le cidre est une boisson très discutée. Le thé et le café seront pris avec modération et même il vaudra mieux s'abstenir du premier, qui contient beaucoup d'acide oxalique, ainsi que nous l'avons vu.

D. *Régime de l'arthritique hépatique.*

L'indication maîtresse du régime alimentaire est ici : la modération dans les graisses. « Tous les aliments gras, les féculents, le sucre, qui peuvent se transformer en graisses, seront proscrits. » (Cazalis). Le régime sera plus végétal qu'animal ; le lait sera particulièrement recommandé, comme boisson, ainsi que les eaux minérales alcalines. (Voir pour plus de détails : Monin, *Hygiène des riches*, p. 180, et Bouchard, p. 104).

E. *Régime de l'arthritique cardiaque.*

Sous le nom d'arthritique cardiaque, nous n'entendons parler ici que des cardiopathies artérielles ou vasculaires et non des cardiopathies valvulaires qui ne sont pas sous la dépendance de l'arthritisme. Le régime de ces malades sera le suivant :

Beaucoup de laitage dans l'alimentation, diminution des boissons et surtout de celles qui sont excitantes comme le thé, le café, les liqueurs, le vin pur — suppression des aliments riches en ptomaïnes, comme les poissons, les viandes faisandées et peu cuites, les fromages faits, la charcuterie, le gibier, etc. La raison de ce régime alimentaire est facile à comprendre, après ce que nous avons dit de l'artério-sclérose et des causes qui la provoquent.

F. *Régime de l'arthritique dyspeptique.*

L'arthritique est le plus souvent un dyspeptique, et parfois un dyspeptique avec dilatation stomacale. La première indication qui s'impose dans le traitement de cette affection, c'est de surveiller et de régler le régime alimentaire. C'est bien ici le cas de répéter le mot si connu que les médicaments sont dans les aliments : *in alimentis medicamenta sunt*. Chomel disait avec raison dans le même sens : « Les médicaments ne guérissent la dyspepsie que rarement et avec le concours de l'hygiène ». Les règles alimentaires du traitement de la dyspepsie arthritique sont bien connues ; nous les résumerons ainsi :

A. Eviter, dans l'alimentation, les substances grasses ou indigestes, le porc et la charcuterie sous toutes ses formes, les ragoûts, les viandes faisandées ou fortement épicées, les poissons gras, les champignons et les truffes, les légumes secs, les farineux, les crudités, les acides ; manger, de préférence, des viandes rôties, des viandes froides, des purées de légumes, des fruits cuits ; choisir le pain grillé ou bien cuit ; boire, aux repas, peu et souvent, de préférence du vin blanc léger coupé d'eau ou de la bière. Ce ne sont là, bien entendu, que des indications générales, qu'il faudra modifier suivant le cas et l'idiosyncrasie spéciale à chaque malade.

G. *Régime de l'arthritique diabétique.*

Nous ne rentrerons pas dans les détails bien connus du régime alimentaire du diabétique ; le principe est ici d'éviter les aliments sucrés ou susceptibles de se transformer en sucre dans l'organisme, c'est-à-dire les aliments hydrocarbonés. Le régime sera donc adipeux et azoté, c'est-à-dire composé de viandes et de graisses : les graisses, aliments hydrocarbonés, suppléent jusqu'à un certain point à l'abstinence des féculents (Cantani et Schif).

Le régime carné de Cantani est trop animalisé pour les diabétiques arthritiques et peut les conduire à l'uricémie. On conçoit que, dans la pratique, on puisse être parfois fort embarrassé, car le diabète est une des maladies les plus complexes qui se puissent voir ; l'hygiène alimentaire a, sans doute, dans cette maladie une importance capitale, mais l'exercice musculaire n'est pas moins à recommander. Il faut, en somme, réduire à leur *minimum* les substances alimentaires qui peuvent fournir du glucose et, d'autre part, activer le plus possible la combustion de celui qui est formé dans l'économie.

H. *Régime de l'obèse*

On a proposé de nombreux régimes alimentaires contre l'obésité, l'accord ne semble pas près de se faire sur le meilleur.

Le régime de Banting comporte l'abstention absolue de graisse : Ebstein, au contraire, d'accord en cela avec Hippocrate, les recommande. D'après ce savant, le dicton populaire que « la graisse donne de la graisse, » doit être accepté sous toutes réserves et n'est juste qu'à un certain point de vue. Quoi qu'il en soit, le point capital du régime de l'obèse doit être la modération dans la *quantité* des aliments ; il faut même arriver à la ration insuffisante et abaisser à leur *minimum* la quantité d'aliments féculents et hydrocarbonés.

Le régime alimentaire primordial consiste à limiter le pain aux repas : on conseille dans ce but le grissini et le pain grillé. — Les meilleures boissons seront l'infusion de thé léger très chaude et non sucrée. (Le thé peut être parfois nuisible à cause de l'acide oxalique qu'il contient, si l'obèse est en même temps un graveleux, alors on le remplace par de la camomille ou des *fleurs de genêts* (Monin). Le rationnement des aliments a, ici, plus d'importance que leur qualité.» L'un des meilleurs systèmes à employer à cet égard, est celui que recommande Monin de n'avoir jamais qu'un seul plat sur sa table. En dépit de ce qu'on a pu en dire, les iodiques sont une médication très utile contre l'obésité, non point tant parce qu'ils brûlent, en effet, la graisse, que parce qu'ils activent et stimulent la nutrition générale.

J. *Régime du neurasthénique.*

La neurasthénie ou l'épuisement nerveux, est extrêmement fréquente chez les arthritiques.; quelques médecins lui ont même donné le nom de *Névrose arthritique.*

Les indications du régime alimentaire sont, ici, des plus nettes. Il faudra, d'une façon générale, éviter tous les excitants, les viande fortes, les condiments, les truffes, les mets de haut goût, l'alcool et les liqueurs. Le lait est la meilleure boisson à conseiller, ou, à son défaut, la bière; peu ou point de café et de thé. Le lait, les œufs, les viandes blanches, les légumes verts formeront la base du régime.

Telles sont, esquissées à grands traits, les règles principales de la bromatolagie des arthritiques. Il faut toujours se rappeler ces deux propositions qui sont applicables à tous les cas et qui dominent la diététique de l'arthritisme :

1° Introduire dans l'organisme des aliments de combustion facile ;

2° En régler la quantité, ou en d'autres termes, comme le dit Huchard :

Surveiller et régler le régime alimentaire.

CHAPITRE NEUVIÈME.

Hygiène de l'Arthritique (Suite)
Exercices physiques.

L'exercice physique est indispensable à l'arthritique; son heureuse influence sur les échanges nutritifs a à peine besoin d'être démontrée : elle se comprend d'elle-même. C'est surtout chez l'adulte que le besoin d'hygiène se fait le plus sentir ; l'obésité, la goutte, la gravelle sont, en effet, pour une très large part au moins, dues au défaut d'exercice; les diathèses une fois acquises, l'exercice ne saurait suffire à les faire totalement disparaître, mais il peut, au moins, contribuer à les amender, et ce résultat n'est pas à dédaigner.

Voltaire nous a laissé, dans un de ses contes, un exemple frappant des bienfaits de l'exercice sur la santé. Le seigneur Ogul, d'un embonpoint excessif, est toujours prêt à suffoquer. Persuadé par son médecin qu'il ne peut guérir que par un basilic dans de l'eau de roses, il a promis sa main à celle de ses esclaves qui le lui apporterait. C'est alors que se présente Zadic, avec le fameux basilic, ne demandant en échange de la guérison que la liberté d'une jeune esclave de Babylone. Zadig parle ainsi à Ogul : « Seigneur, on ne mange point mon basilic ; toute sa vertu doit entrer en vous par la force : Je l'ai mis dans une petite outre enflée, et couverte d'une peau fine ; il faut que vous poussiez cette outre de toute votre force, et que je vous la renvoie à plusieurs reprises ; et en peu de jours de régime vous verrez ce que peut mon art. » Ogul guérit au bout de huit jours, et Zadig lui dit alors : vous avez joué au ballon, et vous avez été sobre ; apprenez qu'il n'y a point de basilic dans la nature ; qu'on se porte toujours bien avec de la sobriété et de l'exercice. » (*Voltaire* : Zadig ou la destinée).

« Personne ne m'accusera, écrivait le docteur anglais Graham, de méconnaître les avantages du régime dans le traitement des maladies ; mais je crois pouvoir dire que, pour moi, l'exercice au grand air lui est supérieur en ce point capital, à savoir qu'il est capable d'exercer un effet curatif positif, tandis que l'action du régime, dans les mêmes circonstances, serait plutôt négative. »

Le docteur Jennings, auquel nous empruntons ces citations, a écrit un livre fort intéressant « La Santé par le tricycle, » dans lequel il développe, avec pièces à l'appui, le rôle du tricycle dans le traitement de certaines maladies ; il le recommande, entre autres cas, contre le rhumatisme, la goutte, l'obésité, le diabète et les maladies nerveuses, toutes affections qui dérivent de l'arthritisme, ainsi que nous l'avons vu.

Quel est le mécanisme de l'action si bienfaisante de l'exercice physique dans la nutrition? La réponse à cette question est des plus faciles; on peut la résumer dans cette affirmation « que l'exercice est, chez l'homme en santé, le regulateur des combustions organiques (D. Lagrange). » L'augmentation du travail des muscles active la combustion et la destruction des tissus et des humeurs qui composent le corps humain. Si l'exercice est très activement et très régulièrement pratiqué, les matériaux anciens disparaîtront plus vite et seront plus fréquemment renouvelés; d'où résultera une sorte de remise à neuf, de rajeunissement de nos tissus. (Lagrange, p. 23).

On a dit avec raison que le manque d'exercice physique était un empoisonnement graduel (Philippe Daryl). Physiologiquement, rien n'est plus exact. Nous savons, en effet, que, pendant le sommeil, les combustions organiques sont ralenties et que les toxines organiques s'accumulent dans les tissus — c'est même ce qui explique la fatigue musculaire qui se manifeste si fréquemment chez les arthritiques, au moment du réveil. Une vie sédentaire n'est autre chose qu'un sommeil atténué, sommeil au moins pour les muscles, sinon pour l'intelligence. Quelle meilleure condition pourrait-on rencontrer pour favoriser l'action de la rouille vitale, c'est-à-dire des déchets organiques, sur les tissus?

On doit ériger en principe que, chez l'arthritique, toute habitude qui concourt à ralentir la nutrition — et la vie sédentaire est de ce nombre — est nuisible à la santé. L'exercice physique sera donc évidemment utile, surtout s'il a lieu au grand air et s'il est soumis aux règles que commande l'hygiène.

Toutefois c'est surtout à l'exercice physique que s'applique le vieil adage qu'il en faut user, mais non en abuser : *uti non abuti*. Chez l'adulte, et surtout chez l'adulte diathésique, l'organisme n'est plus apte aux grands efforts; à partir de la 40me année, le cœur ne doit plus être surmené et les vaisseaux ont déjà commencé à perdre de leur élasticité normale. L'essoufflement se produit avec la plus grande facilité et c'est une indication que la simple prudence fait un devoir de ne pas négliger. « Toutes les indications de l'exercice, dans l'âge mûr, dit le docteur Lagrange, toutes les précautions à prendre pour son application sont dominées par ce grand fait physiologique : la moindre aptitude des vaisseaux à supporter de violentes secousses. »

La conséquence de ce fait est que l'homme, arrivé à l'âge mûr, s'adonnera de préférence aux exercices de *fond*, mais jamais à ceux de *vitesse* et à plus forte raison à ceux qui nécessitent à la fois le fond, c'est-à-dire l'endurance, et la vitesse, c'est-à-dire un violent effort. La règle à suivre est celle-ci, formulée par le docteur

Lagrange : « L'homme mûr peut impunément braver les exercices qui amènent la fatigue musculaire ; il doit aborder avec la plus grande réserve ceux qui provoquent l'essoufflement » (p. 101).

Dans la vieillesse, l'exercice, pour rester salutaire, doit être soumis à des règles plus sévères encore. Le vieillard doit fuir tout effort et toujours rester en deçà de la fatigue.

Si, maintenant, nous passons aux indications particulières de l'exercice dans les diverses formes de la diathèse arthritique, nous verrons que d'une façon générale, plus un exercice met de muscles en jeu, plus il est salutaire.

L'obèse est celui qui aurait le plus besoin d'exercice musculaire et c'est aussi celui qui s'y livre avec le plus de répugnance, à cause de la fatigue excessive qu'il en éprouve. L'escrime paraît être l'exercice de choix pour l'obèse ; mais il ne produira de bons effets qu'à la condition d'y mettre de la persistance et de l'assiduité.

On connaît la méthode de traitement de l'obésité d'Œrtel, de Munich, méthode désignée sous le nom de *cure de terrain*. Le malade doit faire, chaque jour, un certain trajet à pied, et chaque jour augmenter la longueur de ce trajet et l'exécuter sur un terrain de plus en plus en pente, de façon à arriver progressivement à gravir des sentiers de montagne très escarpés. A cet exercice, fait surtout le matin à jeun, comme le recommande Bouchard, l'obèse joindra les haltères et la natation, les bains de vapeur et de soleil. Le tricycle sera un des meilleurs adjuvants de la cure de l'obésité, par la transpiration qu'il provoque et l'absorption d'oxygène qu'il permet.

Un écueil à éviter, pour l'obèse, dans l''exercice musculaire, c'est l'augmentation d'appétit qu'il réveille et plus encore, peut-être, l'excès de soif qu'il appelle. En résumé, comme le dit Ebstein, on peut et on doit recommander aux personnes obèses les mouvements du corps, comme en général tout ce qui peut favoriser l'échange organique, en supposant, bien entendu, que ce soit fait raisonnablement et avec une sage mesure, et l'on trouvera dans ces exercices des adjuvants utiles et inoffensifs, surtout lorsqu'on ne les pratique pas à la façon d'une cure mais d'une manière continue et modérée. (Ebstein : *l'Obésité*, p. 36).

Rappelons qu'il est un exercice que l'obèse devra éviter : c'est celui de l'équitation. L'équitation, en effet, par le relâchement des muscles abdominaux qu'elle cause, amène, à la longue, les cavaliers à prendre du ventre, selon l'expression vulgaire. C'est d'ailleurs plutôt un exercice passif qu'actif.

L'utilité de l'exercice, dans la goutte, a été vivement contestée, à tort, suivant nous. Sydenham recommandait tout particulièrement l'équitation, comme moyen curatif de la goutte. « Si quelqu'un, remarque-t-il à ce propos, possédait un remède aussi efficace, et en même temps pouvait en garder le secret, il gagnerait facilement une fortune considérable. » Lécorché regarde les exercices modérés, tels que la course en plein air, l'équitation, le tir à l'épée, la gymnastique, comme très utiles dans la goutte, pourvu qu'on n'aille pas jusqu'à la fatigue. « Le sujet affligé de la goutte, dit à son tour Monin, vivra le plus possible en plein air. Il se lèvera de bonne heure, et se livrera, à jeûn, à l'exercice et à la marche. » Les auteurs anglais recommandent tout particulièrement, dans cette maladie, l'usage du vélocipède, et c'est, en effet, le meilleur exercice à conseiller aux goutteux, parce que, d'une part, il se fait en plein air, et que, de l'autre, il met tous les muscles du corps en action. « Je suis convaincu, dit l'honorable Robert Lowe, ex-Chancelier de l'Echiquier, que si les personnes entre les deux âges voulaient faire de la vélocipédie, elles s'en trouveraient bien : c'est le meilleur antidote pour la goutte. »

..... Goutte bien tracassée
Est, dit-on, à demi pansée.

lisons-nous dans le bon Lafontaine, et cette maxime n'a pas cessé d'être vraie. Quant aux règles suivant lesquelles le goutteux devra se permettre les exercices physiques, on peut les résumer en disant que l'exercice ne devra jamais aller jusqu'à la fatigue, à moins que le malade ne soit préalablement entraîné. Il est certain, en effet, que la courbature de fatigue peut être l'occasion d'un accès de goutte.

Dans le diabète, l'exercice n'est pas seulement utile; il est de toute nécessité et fait, avec le régime alimentaire, partie intégrante du traitement curatif. On peut d'ailleurs appliquer à toutes ces maladies de richesse ce qu'un médecin anglais disait à un de ses clients qui menait une existence très large :

Je souffre de la goutte, lui disait son riche client : que faire, docteur?

— Vivez, répondit le médecin, avec un demi-schelling par jour et gagnez-le.

Bouchardat a beaucoup insisté sur la nécessité des exercices physiques dans le diabète : on sait qu'il recommandait volontiers à ses malades de casser eux-mêmes et de scier leur bois à brûler. Les exercices qui conviennent le mieux aux diabétiques sont les exercices au grand air : l'escrime, l'aviron, le tricycle. Pour l'utilité de ce dernier exercice dans le diabète, on ne mettra pas en doute la compétence du Dr Souligou (de Vichy) : « Je prescris, dit-il, l'usage du tricycle à mes malades diabétiques et je puis vous assurer de son efficacité incontestée comme complément de la cure de Vichy. »

Nous avons vu que l'arthritisme conduisait fatalement aux maladies de l'hypertension artérielle, à l'artério-sclérose, etc.; on peut donc et l'on doit se demander si l'exercice est opportun, lorsque le cœur est atteint. La plupart des médecins le condamnent : Mais il faut bien observer qu'il ne saurait être question dans cette interdiction que des excercices violents et de fatigue. L'exercice modéré sera, au contraire, des plus utiles, et Huchard recommande, en particulier, l'équitation aux angineux.

Dans ce cas, la gymnastique suédoise donnera les meilleurs résultats.

Concluons en disant avec le docteur Renault, que l'exercice sagement pratiqué constitue un des meilleurs moyens que l'arthritique ait à sa disposition pour prévenir la manifestation de la diathèse. Mais l'exercice ne sera utile qu autant qu'il sera modéré, progressif et proportionné aux forces du sujet. »

CHAPITRE DIXIÈME

HYGIÈNE DE L'ARTHRITISME. — LES EAUX MINÉRALES : LEUR VALEUR ET LEURS INDICATIONS DANS LA CURE DE L'ARTHRITISME.

C'est surtout dans le traitement des états diathésiques et des affections chroniques que la cure par les eaux minérales est indiquée et qu'elle produit de merveilleux résultats ; dans le cas particulier de l'arthritisme, c'est plus qu'un adjuvant de la médication pharmaceutique, c'est une médication très réelle et très efficace par elle-même, à condition toutefois, qu'elle soit judicieusement appliquée et méthodiquement dirigée. Le traitement hydro-minéral est en effet une arme à double tranchant, qu'il importe de savoir manier, non seulement pour en retirer tout le bénéfice qu'on est en droit d'en attendre, mais aussi et surtout pour échapper aux dangers d'une cure mal comprise.

Si l'on veut bien se rappeler ce que nous avons dit de la nature de l'arthritisme et de ses principales manifestations, on comprendra sans peine à quelle classe d'eaux minérales il convient de s'adresser pour le traitement de cette diathèse. La note dominante de l'arthritisme étant une hyperacidité des humeurs, l'usage des eaux alcalines s'impose chez l'arthritique. Voilà de ce chef une indication générale des plus importantes, mais elle ne saurait suffire.

L'hyperacidité des humeurs n'est qu'un symptôme de l'arthritisme ; sa cause profonde, nous l'avons constaté, réside dans un trouble nutritif invétéré, que nous avons désigné avec Bouchard sous le nom de *ralentissement de la nutrition*. C'est donc à la fois comme agent d'alcalinisation du serum et comme excitant du processus nutritif que devra agir le traitement hydro-minéral ; si de plus à ces indications primordiales viennent s'adjoindre dans la composition de l'eau minérale choisie un élément tonique comme le fer et l'arsenic, un dissolvant des sédiments uratiques, comme la lithine, on sera en possession d'un véritable spécifique naturel de l'arthritisme, sous quelque forme qu'il se présente et quelles que soient l'ancienneté et la gravité de ses manifestations.

L'eau de Royat est, de toutes les eaux minérales françaises, celle qui répond le mieux à ces indications ; aussi est-ce la seule qui, depuis les remarquables travaux de Bazin, soit considérée comme ayant une véritable spécificité thérapeutique dans toutes les manifestations cutanées, articulaires ou viscérales de l'arthritisme. « Royat, écrivait à ce propos le regretté docteur Boucomont, fut reconnue la station anti-arthritique par excellence. Voilà plus de vingt ans que l'expérience a démontré que les sujets qui se trouvaient le mieux de leur séjour à Royat étaient les arthritiques ; que les manifestations de cette diathèse se portassent sur le tube digestif ou les voies respiratoires, elles étaient toujours sinon guéries, du moins notablement amendées ! »

Le savant et distingué docteur Petit, qui a fait des eaux de Royat une étude si approfondie et si consciencieuse, n'est pas moins affirmatif : « Ce qui constitue, dit-il, la véritable vertu des eaux de Royat, leur spécialité, ce qui les distingue de presque toutes les eaux minérales européennes, et même des autres eaux d'Auvergne, c'est l'action souveraine qu'elles exercent sur toutes les maladies qui dérivent de l'arthritisme, action qu'elles doivent surtout aux propriétés de la lithine, singulièrement multipliées par celles des autres combinaisons minérales qu'elles contiennent dans leur composition. »

II

Essayons maintenant de nous rendre compte scientifiquement, s'il est possible, de cette action élective des eaux de Royat dans le traitement de l'arthritisme. Bien qu'il ne soit pas toujours facile d'expliquer tous les effets thérapeutiques d'une eau minérale par le seul examen de sa minéralisation, le problème nous paraît cependant des plus simples en ce qui concerne Royat.

La caractéristique des eaux de Royat nous paraît être l'union des bicarbonates et des chlorures alcalins (bicarbonates de soude et de potasse, chlorure de sodium). Ce sont des eaux chloro-bicarbonatées ou, si l'on préfère, chloro-alcalines mixtes. La présence; en notables proportions d'ailleurs, du fer, de l'arsenic et de la lithine, ne fait qu'ajouter à cette base fondamentale, des éléments d'action nouveaux et des plus efficaces, mais c'est à nos yeux la prédominance des chlorures qui donne à Royat sa vraie note et le différencie des eaux bicarbonatées sodiques vraies, comme Vichy, Vals, etc.

Qu'on nous permette à cet égard une observation. Nous ne saurions admettre et nous ne comprenons pas que le savant auteur du traité de la goutte, le professeur Lécorché, place Royat dans les eaux bicarbonatées, à côté de Vichy, de Vals et de Pougues. Royat, nous le répétons, est avant tout une eau chlorurée sodique, ou, pour mieux dire, une eau qui participe à la fois des eaux alcalines et des eaux chlorurées ; aux premières elle emprunte leur action alcalinisante sur le serum, sans pouvoir donner lieu à la cachexie alcaline, très réelle quoiqu'on en dise, des eaux fortement alcalines ; aux secondes elle doit son action stimulante et tonique sur la nutrition et la vie organique tout entière.

On trouve dans chacune des quatre sources de Royat (Eugénie, Saint-Marc, César et Saint-Victor), en proportions différentes, l'association des principes minéralisateurs suivants :

	Grammes		Grammes
	—		—
Le chlorure de sodium depuis	0,76	jusqu'à	1,72
Le bicarbonate de soude —	0,39	—	1,34
Le bicarbonate de chaux —	0,68	—	1,02
Le bicarbonate de fer —	0,02	—	0,05
L'arséniate de soude à la dose de	0,044	—	
La lithine —	0,035		

Ces eaux renferment donc du bicarbonate de soude en quantité assez notable, et à dose moindre du bicarbonate de chaux, de potasse et de magnésie. Près de deux grammes de chlorure de sodium, un peu de fer et d'arsenic, en font un agent intermédiaire entre les eaux fortement alcalinisées et les eaux salines simples (Dr Petit).

Plusieurs auteurs et Gubler en particulier ont désigné les eaux de Royat sous le nom de *lymphe minérale* à cause de leur intime rapport de composition avec le sérum du sang, la lymphe organique. C'est ce que démontre en effet l'analyse suivante :

EAU DE ROYAT

Bicarbonate de soude . . . . . . — de potasse . . . . . — chaux . . . . — magnésie	3.500
Chlorure de sodium	1.228
Sulfate de soude	0.185
Phosphate de soude	0.018
Bicarbonate de soude	0.040
	5.511

SÉRUM DU SANG

Bicarbonate de soude . . . . . . — de chaux . . . . . . — magnésie	5.000
Lactate de soude. . . . . Chlorure de sodium . . . . — de potassium . . . . . — d'ammonium.	5 500
Sulfate de soude	1.000
Phosphate de soude.	0.500
	12.000

Deux litres d'eau de Royat représenteraient environ un litre de sérum.

La présence dans ces eaux de l'acide carbonique, de l'azote, de l'oxygène rend l'analogie plus grande encore.

N'y aurait-il pas dans ce simple rapprochement une explication toute naturelle de la spécificité des eaux de Royat contre l'arthritisme? on sera fondé à le croire si l'on se rappelle que le sang est profondément vicié chez l'arthritique et que de son rajeunissement intégral, de son retour à la plasticité et à l'alcalinité normale, dépend la cure de la diathèse acide, de l'arthritisme.

L'action des eaux chlorurées sur la nutrition est d'ailleurs bien connue aujourd'hui et presque personne ne la conteste. Le professeur Lécorché est formel à cet égard. « Contrairement, dit-il, aux bicarbonates et sulfates alcalins et calcaires, les chlorures alcalins activent le processus nutritif, les eaux qui en contiennent sont utiles à prescrire dans tous les cas de déchéance organique, quelle que soit la cause de cette déchéance. » (Traité de la goutte, p. 660).

Cette action des eaux chlorurées sur la nutrition se traduit par une augmentation du chiffre de l'urée et une diminution de celui de l'acide urique. Les expériences de Voit, Weiske, Neubauer, Roth, etc., sont décisives à cet égard. « En présence de ces faits, ajoute Lécorché, on peut se demander si ces eaux n'ont pas une action s'opposant à la formation de l'acide urique par suite des modifications qu'elles impriment au fonctionnement du foie. »

A ces données des plus importantes il faut ajouter l'alcalinisation du sang due à la fois aux chlorures et aux bicarbonates alcalins, phénomène capital dans la cure de l'arthritisme.

Ainsi : augmentation notable du travail d'assimilation des matières azotées (augmentation accusée par celle de l'urée et par la diminution de l'acide urique) ; augmentation de la diurèse (spécialement due aux chlorures); alcalinisation du sang (imputable à la fois aux chlorures et aux bicarbonates), tels sont les effets indéniables des eaux mixtes, chlorurées et bicarbonatées sodiques, dont Royat est le type par excellence.

Notons, en passant, avec Lécorché, mais pour en tirer une conclusion diamétralement opposée, que les eaux bicarbonatées sodiques, comme Vichy et Vals, loin d'exciter la nutrition, la ralentissent au contraire. Il est bien vrai qu'en alcalinisant le sang elles ôtent à l'acide urique son action nocive; mais cette alcalinisation à outrance ne va pas sans de graves inconvénients et, pour tout dire, sans de sérieux dangers. « L'abus, dit Lécorché, a pour conséquence l'anémie, fatalement liée à l'arrêt que subit le travail de nutrition. » (loc. cit. 619).

Avec les eaux de Royat, rien de tout cela n'est à craindre. Leur faible minéralisation en bicarbonates, comparée à celle de Vichy ou de Vals (1.34 au lieu de 4 à 5 gr.), éloigne toute possibilité de cachexie alcaline. Au lieu de ralentir la nutrition, qui ne l'est déjà que trop dans l'arthritisme, elles l'excitent au contraire par le chlorure ne sodium et répondent de ce chef aux deux grandes indications du traitement de cette diathèse :

1° Activer le travail nutritif ;

2° Restituer au sang son alcalinité normale.

Ce serait toutefois une grave erreur de ne considérer dans une eau minérale que quelques-uns de ses éléments constitutifs, sans s'occuper des autres. Une eau minérale est un tout vivant que le chimiste peut bien disséquer en quelque sorte dans son laboratoire, mais qu'il ne saurait reproduire dans son intégrité d'action comme le fait la nature. En ce sens on peut même dire que ce ne sont pas toujours ses principes minéralisateurs dominants dont l'action est la plus énergique et tel de ces principes qui n'émarge à l'analyse qu'à la colonne des centigrammes ou des milligrammes n'en a pas moins une action capitale et décisive.

Cette observation s'applique dans l'eau de Royat à l'arsenic, au fer et à la lithine qui en font une eau à part, une véritable eau antiarthritique.

L'arsenic et le fer sont en effet des reconstituants de premier ordre et nous savons que de tous les médicaments appelés à combattre les manifestations cutanées de l'arthritisme, c'est l'arsenic et ses dérivés qui donnent les meilleurs résultats.

Quant à la lithine, son effet utile comme dissolvant de l'acide urique n'est pas à discuter.

« Les expériences de Charcot, Moutard-Martin, en France ; Garrod, en Angleterre, etc., dit le Dr Barry, ont prouvé que de tous les alcalins, la *lithine* est celui qui combat le mieux les désordres occasionnés par un excès d'acide urique, qui détruit le mieux les produits *tophacés* des articulations.

Sans vouloir faire de la lithine un spécifique contre la goutte, on admettra sans peine que la source *Saint-Mart*, *alcaline et lithinée*, convient admirablement dans le cas qui nous occupe.

C'est la source des goutteux, dit-on vulgairement.......

Mais la goutte n'est autre chose que la manifestation d'un état primitif général, existant depuis longtemps. C'est à l'essence même de l'affection, l'*arthritisme*, que s'adressent les eaux de Royat. »

III

Ce que la théorie permettait de prévoir et ce que la science explique relativement à l'action des eaux de Royat, se trouve merveilleusement confirmé par la pratique. Que l'on conteste ou non la justesse de ce que nous venons de dire, il est indéniable que l'arthritisme se guérit *souvent* à Royat, et que *toujours* ses manifestations y perdent de leur gravité. Les très nombreuses observations publiées chaque année par les médecins de cette station ne sauraient laisser de doute à cet égard.

Pour rester sur le terrain spécial de l'arthritisme, nous conclurons donc que toutes les manifestations de cette diathèse, surtout, ce qui est le cas général, lorsqu'elles se compliquent d'anémie, sont justiciables des eaux de Royat.

En première ligne de ces affections, il faut placer la *goutte* et la *gravelle;* puis les *rhumatismes, l'eczéma, la sciatique, la dyspepsie arthritique ;* enfin le *diabète, l'anémie* et toutes les *affections des voies respiratoires* liées à un état rhumatismal.

« Que la goutte soit franche ou molle, dit le docteur Petit, que le rhumatisme soit musculaire, articulaire ou viscéral, les eaux sont sédatives, et leur minéralisation appliquée avec méthode devient un agent curatif. Depuis que les goutteux s'acheminent vers Royat, nous n'avons eu que des succès à constater. » (Traitement de la goutte et des manifestations arthritiques aux eaux de Royat, p. 7.)

« Les malades, ajouterons-nous, avec le docteur Chauvet, qui sont nettement entachés d'arthritisme, et ceux-là seulement, sont à peu près assurés de trouver à Royat sinon une guérison, du moins une amélioration qui, par sa durée et son degré, équivaut presque à une guérison. »

A côté de Royat il faut mentionner également comme très utile dans la cure de l'arthritisme les eaux de la Bourboule, qui sont aussi chlorurées sodiques, arsénicales et lithinées. D'une façon générale nous préférons cependant la cure de Royat à celle de la Bourboule, surtout si la première est complétée par un traitement de quelques jours à Chalelguyon.

La présence du chlorure de magnésium dans les eaux de Chatelguyon explique leur action élective sur les voies digestives, sur le foie et sur la circulation générale. La *lithiase biliaire*, la *scrofule* et le *lymphatisme*, l'*obésité* y guérissent merveilleusement. Moins spécialement anti-arthritiques que les eaux de Royat celles de Chatelguyon leur sont cependant préférables dans tous les cas où le fonction, nement du foie est vicié, et dans ceux surtout où la diathèse arthritique se complique d'un état congestif. Les deux stations se complètent l'une par l'autre et constituent à elles deux le traitement hydrominéral type de l'arthritisme. C'est Ems et Kissingen, distantes seulement de quelques kilomètres l'un de l'autre, et, ce qui ne gâte rien, situées dans une des plus belles contrées de notre belle France.

CHAPITRE ONZIÈME

CONCLUSIONS

Il est temps, maintenant, de résumer ce long travail et de nous demander quelles sont les conclusions qui en découlent. Nous ne prétendons pas avoir porté la lumière dans tous les coins de ces obscurs problèmes de l'arthritisme et, s'il se dégage pour nous de tous les travaux que nous avons résumés une théorie claire et précise ce n'est pas à dire que tout soit encore expliqué et démontré. Nombre de points restent à coup sûr discutables et problématiques ; c'est l'ensemble de nos déductions qui nous paraît inattaquable et doctrinalement définitif.

Qu'il faille ou non continuer à lui donner le nom d'arthritisme, nous avons vu qu'il existe une diathèse, c'est-à-dire une prédisposition morbide, caractérisée par un trouble de la nutrition.

Considéré par Bouchard comme un ralentissement de la nutrition, par Lécorché, au contraire, comme une exagération de l'activité cellulaire, ce trouble nutritif se caractérise par des phénomènes morbides qui sont les mêmes, quelle que soit la théorie adoptée.

En première ligne, se place une diminution dans l'alcalinité du sang, et une augmentation de l'acidité de l'urine. L'arthritisme est donc une *diathèse acide.*

Les mieux connus de ces acides, qui se forment en excès ou sont incomplètement brûlés dans l'organisme sont : les acides urique, oxalique et lactique, auxquels se joignent, probablement, un très grand nombre d'acides gras et d'acides organiques.

L'insuffisance des combustions organiques amène, d'autre part, l'accumulation dans le sang des *leucomaïnes,* qui agissent comme de véritables poisons (toxines alimentaires) ; l'acide carbonique existe aussi en excès dans le sang de ces malades et concourt, pour sa part, à la production de la sclérose artérielle.

La sclérose artérielle, ou endurcissement des parois artérielles, est la conséquence, fatale et inéluctable, de la modification dans la composition du sang, amenée par la diathèse acide. Elle est produite : 1° par le spasme nerveux artériel, provoqué sans doute par les toxines alimentaires; 2° par l'action irritante locale d'un serum hypo-alcalin, en contact permanent avec la tunique artérielle.

L'effet de la *sclérose* sur la circulation générale est l'augmentation de la tension artérielle, c'est-à-dire l'*hypertension* artérielle et toutes les maladies qui en découlent.

Limitée, d'abord, à la circulation artérielle, la sclérose envahit, à la longue, tous les viscères et produit, en se généralisant, des troubles locaux, dont le plus important est celui qui frappe le rein : *néphrite interstitielle*.

En dehors de ces phénomènes morbides généraux, la diathèse acide donne lieu à des manifestations individuelles, ou, si l'on aime mieux, à des spécialisations morbides en rapport avec le *locus minoris resistentiæ* de chaque individu ou avec les antécédents héréditaires particuliers.

Chez l'un, c'est le foie qui est le plus atteint : nous avons la lithiase biliaire. Chez un autre, ce sont les graisses ou le sucre qui s'accumulent dans l'organisme : nous avons un obèse ou un diabétique, parfois les deux ensemble.

Chez celui-ci, c'est l'acide urique qui a une tendance particulière à se précipiter dans les tissus, sous forme d'urates insolubles, ou dans le rein, sous sa forme primitive, et l'on a le goutteux ou le graveleux.

Qu'au contraire ce soient les troubles circulatoires qui l'emportent, la maladie sera de l'ordre des cardiopathies artérielles et nous aurons un angineux.

En un mot, la diathèse est générale, mais la maladie s'individualise ; la même semence morbide produit, suivant le terrain où elle tombe, des fruits différents dans leur forme et leur aspect, mais identiques dans leur germe.

Les influences héréditaires tiennent la première place dans la genèse de l'arthritisme, mais elles sont puissamment aidées par les écarts ou les erreurs de régime, qui, à eux seuls, peuvent, d'ailleurs, suffire à créer la diathèse.

Le surmenage sous toutes ses formes, une alimentation surabondante, trop azotée ou trop épicée, une vie sédentaire, l'alcool et le tabac, tels sont les facteurs principaux de l'arthritisme acquis ou entretenu.

A une diathèse reconnaissant pour cause un vice nutritif, il faut opposer une médication susceptible d'activer la nutrition sans fatiguer l'organisme par un usage prolongé, tel qu'il s'impose dans le traitement des affections chroniques.

Seule, la *médication iodée* remplit ce but, par un mécanisme encore inconnu ou du moins très imparfaitement connu, mais dont les résultats sont indéniables.

Elle est, à la fois, la médication de choix de l'arthritisme et de la sclérose, ce qui prouve bien quel lien intime réunit ces deux grandes entités morbides : *Naturam morborum*...

Trousseau l'avait employée, le premier, contre le rhumatisme et attribuait son efficacité à une *action sur la nutrition générale* ; ce qui reste, aujourd'hui encore, la plus parfaite expression de la vérité.

Huchard, Germain Sée et la plupart des

médecins modernes emploient, aujourd'hui, cette même médication dans toutes les cardiopathies artérielles, où elle a fait ses preuves ; mais c'est Huchard qui en a, le premier, formulé les indications et déterminé les règles.

Ces règles se résument en cette proposition : *précocité* et *persévérance* dans le traitement.

A nos yeux, l'iode est le spécifique de la diathèse arthritique, quelle que soit sa forme et son intensité.

Dans la goutte, la gravelle urique, le rhumatisme, on l'administrera de préférence sous forme de vin iodo-ioduré à la dose d'un verre à Bordeaux à chaque repas. Le vin Duflot est le médicament de choix de ces formes de l'arthritisme.

Les iodures alcalins, celui de sodium en particulier, conviennent mieux dans l'obésité et l'artério-sclérose.

Chez les enfants, on conseillera plus utilement le sirop iodé ou l'huile de foie de morue pour combattre les premières manifestations de l'arthritisme (sirop de raifort iodé — sirop iodotannique, sirop d'iodure de fer, etc., etc.)

L'action du médicament doit être aidée par une discipline hygiénique sévère et ininterrompue. L'hygiène ne supplée pas plus à la médication que la médication ne peut supprimer l'hygiène.

L'hygiène alimentaire de l'arthritique repose tout entière sur les principes suivants, qui découlent de la nature même de la diathèse :

1° Introduire dans l'organisme des aliments de combustion facile ;

2° En régler la quantité ;

Ou plus brièvement surveiller la qualité et régler la quantité.

L'exercice physique, surtout au grand air, fait partie intégrante de l'hygiène de l'arthritique. Chez l'adulte, il doit consister en exercice de fond, jamais en exercices de vitesse. Chez l'adulte, comme chez le vieillard, il ne doit jamais être poussé jusqu'à la fatigue et, à *fortiori*, jusqu'à l'essoufflement.

Les exercices de choix sont ceux qui se font au grand air et qui mettent le plus de muscles en mouvement : l'aviron, le jeu de paume, le vélocipède constituent les meilleurs. L'escrime est un très bon exercice pour l'obèse.

Enfin, la cure hydrominérale sera un adjuvant utile, mais d'importance moindre, sauf pourtant dans la maladie du foie, la gravelle et le diabète, où elle acquiert souvent une importance de premier ordre.

En résumé, *la médication iodée dominera tout le traitement.*

Elle aura, *comme adjuvants,* l'hygiène alimentaire, les exercices physiques et les eaux minérales.

Pour être moins perfectionnée que la nôtre, la médecine que nos pères avaient inventée par nécessité contre l'arthritisme n'avait-elle pas aussi sa valeur ? Ecoutons cette recette contre la goutte, qui se trouve en tête d'un livre du 17me siècle « le Fébricitant philosophe » :

Un quarteron d'indifférence
Autant de résolution
Dont vous ferez infusion
Avec le jus de patience.
Point de procès, ni de donzelle,
D'ambition, ni de querelle ;
Grande portion de gaieté ;
Deux onces de société
Avec deux dragmes d'exercice ;
Point de souci, ni d'avarice.
Trois bons grains de dévotion,
Point de nouvelle opinion.
Vous meslerez le tout ensemble
Pour en prendre, si bon vous semble,
Autant le soir que le matin
Avec un doigt de fort bon vin.
Vous verrez que cette pratique
Aux médecins fera la nique.

TABLE DES MATIÈRES

AVIS AUX AUTEURS

La Société d'Éditions Scientifiques, établie sur les bases de la MUTUALITÉ, a pour principe de partager par moitié entre les auteurs et elle, tout *bénéfice* résultant de la vente des ouvrages.

Petite Encyclopédie Médicale

Collection de volumes in-18 raisin, cartonnés à l'anglaise, à **3** *francs.*

VOLUMES DÉJA PUBLIÉS

---

1. **Hygiène de l'oreille,** *soins préventifs contre les affections auriculaires,* avec 5 figures dans le texte, par le Dr MOUNIER.
2. **L'Art d'administrer les médicaments aux enfants,** par le Dr Paul CORNET.
3. **Abus de l'Hygiène et des médicaments,** ou *Moyens anti-hygiéniques de se conserver la santé,* par le Dr Jacques NATTUS.
4. **Guide pratique pour le traitement des maladies de l'oreille,** par le Dr J. BARATOUX, avec 43 figures dans les texte.
5. **L'Hygiène et le traitement du diabète,** par le Dr MONIN.
6. **Guide pratique pour le traitement des névroses,** par le Dr LAURENT.
7. **Les Teignes, leur traitement,** par le D BUTTE.
8. **Hygiène et salubrité de l'École,** ou *Traité d'hygiène scolaire,* par le Dr Raoul LAFON.
9. **Hygiène et traitement de l'Arthritisme,** par le Dr Maxime LEJEUNE.
10. **Hygiène et traitement des maladies du cœur,** par les Drs REGNAULT et AZOULAY.
11. **L'art d'exécuter les prescriptions du médecin,** par le Dr R. MESNARD.
12. **Les accidents de la première dentition,** par P. POINSOT.

BLANCHARD (Raphaël). **Histoire zoologique et médicale des Téniadès** du genre Hymanolepis Weinland, 1 v. in-8 carré, avec fig.. 3 fr.

— **Congrès international de zoologie.** 1 gros volume in-8 raisin avec planche et fig... 20 fr.

BOUDAILLE (Henri). — **Catéchisme des premiers soins à donner en cas d'accident avant l'arrivée du médecin**, avec figures démonstratives. 1. vol. in-16 raisin cartonné.... 1 fr.

BOUGAN. — **L'anthrax.** Pathogénie et complication. 1 vol. in-8.................... 3 fr.

BOULANGIER (commandant). — **Essais sur les origines de la Méditerranée.** Nouvelle méthode carthographique. 1 vol in-8 carré avec cartes et plans..................... 10 fr.

BOULANGIER (Edgar). — **Notes de voyage en Sibérie** et le chemin de fer transsibérien. 1 beau vol. in-8 jésus avec de nombreuses illustrations sur bois, cartes, plans, etc... 7 fr. 50

— Relié.............................. 11 fr.

BOULOUMIÉ. — **Manuel du Candidat** aux différents grades de médecin ou de pharmacien dans l'armée active et dans l'armée territoriale. 1 gros vol. in-18 jésus .... 5 fr.

— **Cours de thérapeutique.** 1 volume in-8 carré.............................. 3 fr.

BOULOUMIÉ. — **Vittel, pratique personnelle.** 1 vol. in-8 carré .... 2 fr.

BOURQUELOT. — **Les Fermentations illustres.** in-8 carré de 300 pages. Broc. 3 fr. 50. cart. 4 fr.

BOUTARD (E.). — **Des différents types de diabète sucré.** 1 vol. in-8 carré .... 4 fr.

BOUTIRON. — **Du Coriza chez les enfants du premier âge.** 1 vol, in-8 carré......... 2 fr.

BRACHET. — **Traité du Rhumatisme** et de l'arthrite rhumatoïde, par le Dr ARCHIBALD GARROD, traduit de l'anglais. 1 volume in-8 carré avec figures............................. 12 fr.

BRUYANT. — **Les fourmis de la France.** 1 vol. in-8 raisin avec pl. hors texte .... 3 fr.

BUGUET (Abel). — **La photographie de l'amateur débutant.** 5e *Edition* augmentée. 1 vol. in-18 jésus avec 44 figures.............. 1 fr. 25

— 1re série. — **Trois cents recettes photographiques.** 1 volume in-8 écu, broché..... 2 fr.

— Relié............................ 2 fr. 50

— 2e série. Br......................... 2 fr.

— **L'année photographique,** 1 vol. in-8 illustré................................ 2 fr.

— **L'annuaire de la photographie pour 1893.** 1 vol. in-8........................ 2 fr. 50

— **Formules photographiques.** 1 v. in-8. 3 fr.

BUREAU. — **Guide pratique d'accouchements.** Conduite à tenir pendant la grossesse, l'accouchement et les suites de couches, 1 gros vol. in-18 avec figures .... 6 fr.

BURET. — **La syphilis aujourd'hui et chez les anciens.** 1 gros vol. in-18.......... 3 fr. 50

C

CANTIN. — **Des Lymphangites péri-utérines non puerpérales**, et de leur traitement par le curettage de l'utérus. 1 vol. in-8.. 2 fr. 50

CATALAN. — **L'uni-taxe.** 1 broc. in-8 carré. 1.50

CEZILLY. — **Concours médical.** France et étranger, un an .... 20 fr.
Pour MM. les Étudiants................ 5 fr.
Pour les membres de la Société le *Concours* 10 fr.

— **La grippe**, 1 vol. in-8 raisin.......... 3 fr.

CHAUVEAUD. — **De la reproduction chez le dompte-venin.** Brochure in-8 raisin.. 4 fr.

CHÉRON. — **Le drainage de la cavité utérine**, broc. in-8 raisin.......................... 4 fr.

CLAPPIER. — **Au bout de l'Europe.** Récit d'un voyage au cap Nord, 1 vol. in-8 couronne. 3 fr.

CLEIZ. — **Création des sexes.** 1 v. in-8 raisin 2 fr.

Congrès colonial national, 2 v. in-8 raisin 12 fr.
Congrès habitations bon marché.......... 4 fr.
— Assistance publique 2 vol. in-8 raisin 20 fr.
Congrès Géographie, 2 vol.............. 20 fr.
— Sauvetage .... 4 fr. 50
— Comptabilité.................... 3 fr. 30
— Propriété foncière.............. 3 fr. 50
— Institut. féminines.............. 10 fr.
— Monétaire .... 7 fr. 50
— Émigration et immigration..... 3 fr. 50
— Zoologie. 1 vol. et grav........... 20 fr.

CORNET. — **L'art d'administrer les médicaments aux enfants.** 1 vol. in-18 raisin cartonné .... 3 fr.

COSTE. — **La question monétaire.** 1 vol. in-8 raisin .... 3 fr. 50

COUTAGNE (Henri). — **Trois semaines en pays scandinaves.** In-8 couronne....... 2 fr. 50

CROUIGNEAU. — **Promenades d'un médecin à travers l'Exposition** 1 gros vol. in-8 illustré............................ 7 fr. 50

D

DANBIES. — **Souvenirs de voyages.** Algérie et Panama. 1 vol. in-8 carré............... 3 fr.

DAVID. — **Thérapeutique psychique**, traduit de l'anglais de C.-L. TUCKEY, 1 v. in-8 écu. 3.50

DESCHAMPS (Émile), chargé de mission scientifique par le ministre de l'Instruction publique. — **Au pays des Veddas**. Ceylan. (Carnet d'un voyageur.) in-8 de 500 pages avec 116 figures d'après les croquis et photographie de l'auteur et une carte.......................... 7 fr. 50

DROUET. — **Le lait bouilli**. 1 vol. in-8... 3 fr.

DUCHOCHOIS. — **Eclairage dans les ateliers de photographie**, traduit de l'anglais par C. KLARY, 1 vol. in-8 écu, avec figures... 3 fr.

DUMAS. — **Français d'Afrique**, 1 vol. in-8 raisin.......................... 2 fr. 50

DUPUY (B.). — **Des Alcaloïdes**, 2 gros volumes in-8 jésus.......................... 32 fr.

E

EGASSE et P. GUYENOT. — **Les eaux minérales naturelles de France et d'Algérie**. 1 vol. in-8 carré.......................... 7 fr. 50

F

FERRET. — **Traité de Glaucome**. 1 vol. in-8 carré *(2e édition)*.......................... 4 fr.

FERRET. — **De l'ophtalmie granuleuse**, in-8 carré . . . . 2 fr. 50

— **La Myopie**, sa pathologie, son traitement. 1 vol. in-8 carré . . . . 3 fr.

— **Traité de la cataracte** . . . . 5 fr.

FINARD D'ALLONVILLE. — **Causeries sur les phénomènes de la nature.** 1 vol. in-18 jésus avec nombreuses figures . . . . 4 fr.

FLEURY-HERMAGIS et ROSSIGNOL. — **Traité des excursions photographiques.** 3e *édition*, un magnifique vol. in-18 jésus, avec figures dans le texte . . . . 6 fr.

FLEURY-HERMAGIS. — **Atelier** de l'Amateur. 1 vol. in-8 écu, avec figures . . . . 1 fr. 50

FLOQUET. — **Avortement et dépopulation.** 1 vol. in-8 . . . . 1 fr.

FOWLER. — **De la localisation de la phtisie.** 1 vol. in-8 carré broché . . . . 2 fr.

— Cartonné toile . . . . 2 fr. 50

G

GERS (Paul). — **Le Photo-Journal**, un an. 10 fr.

— **Journal des Sociétés photographiques.** Un an : Paris, 5 francs. Union postale . . . . 6 fr.

GUILLET de GRANDMONT. — **Berlin au point de vue de l'hygiène.** 1 vol. in-8 jésus, avec planches et figures.......................... 4 fr.

GIROD (Dr). — **Topographie médicale de la ville de Clermont-Ferrand.** 1 vol. in-8.................................. 3 fr.

GOUGUENHEIM. — **Cours de physiologie et d'hygiène de la voix.** in-8, 122 pag. 2 fr. 50

GRELETTY. — **Causerie pour les médecins.** 1 vol. in-18 jésus......................... 4 fr.

GUYENOT-OUTTIER. — **Du Condurango et de la Condurangine.** 1 vol. in-8 raisin.. 2 fr.

YVES GUYOT. — **Le Budget.** Brochure in-8 raisin.................................. 1 fr.

— **De la suppression des octrois.** Brochure in-8 raisin............................ 2 fr.

H

HAMÉLIUS. — **Philosophie de l'économie politique.** 1 vol. in-8 jésus................. 3 fr.

HARMAND (Jules). — **L'Inde,** préface et traduction de sir John Srachey, 1 volume in-8 carré avec carte.............................. 10 fr.

HEIM. — **Recherches médicales sur le genre « Paris ».** 1 vol. in-8 avec pl. hors texte. 10 fr.

HORAND. — **Cours de médecine à l'usage des garde-malades.** 1 gros vol. in-18........ 4 fr.

J

JOUGLARD. — **L'univers et sa cause d'après la science.** 1 vol. in-18............... 4 fr.

JOUIN. — **Des différents types de métrites.** 1 vol. in-8.......................... 6 fr.

K

KLARY. — **Éclairage** (voir DUCHAUCHOIS) 3 fr.

— **Le photographe portraitiste.** 1 vol. in-8 carré, avec figures et 11 gravures hors texte. 5 fr.

— **Manuel des projections lumineuses.** 1 vol. in-8 avec figures....................... 5 fr.

— **Travaux du soir de l'amateur photographe.**

— **La photographie nocturne.** 1 vol. in-8, fig. 4 fr.

L

LABORDE. — **Méthode expérimentale.** 1 vol. in-18 jésus.......................... 2 fr.

LABORDE. — **De l'intoxication par l'oxyde de carbone.** 1 brochure in-18........ 1 fr.

— **Physiologie.** 1 vol. in-8 carré, avec 155 figures :

Broché.......................... 10 fr.

Cartonné........................ 12 fr.

— **Mécanisme physiologique des accidents et de la mort par le chloroforme.** 1 volume in-8.......................... 2 fr. 50

LAFAGE. — **Un médecin de campagne au XIX**[e] **siècle.** 1 vol. in-18 jésus........ 2 fr.

LATAPIE. — **La mortalité des enfants du premier âge.** 1 vol. in-18............... 2 fr.

LAURENT (Émile). — **L'amour morbide.** 1 vol. in-8 écu.......................... 3 fr. 50

— **L'Anthropologie criminelle.** 1 volume in-8 carré.......................... 5 fr.

— **De la suggestion criminelle.** 1 volume in-8 carré.......................... 2 fr.

— **Maladie des prisonniers.** 1 vol. in-8, avec figures.......................... 4 fr.

— **Le nicotinisme,** 1 vol. in-8 écu..... 3 fr. 50

LEGROS (Commandant). — **L'Aristotypie,** avec une épreuve Liesegang. 1 vol. écu...... 2 fr.

LEGROS (Commandant). — **Traité de Photogrammétrie.** 1 vol. in-8 couronne.......... 5 fr.

LELOUP. — **Le Catha edulis,** in-8 raisin avec figures........................ 2 fr. 50

LEROUX. — **Les Hôpitaux marins.** 1 vol, in-8 raisin, avec gravures................ 10 fr.

LETULLE. — **Guide pratique des sciences médicales pour 1892,** 1 gros vol. in-18 raisin de 1,500 pag., rel. à l'anglaise............ 12 fr.

Le même supplément pour 1892......... 5 fr.

LEYMARIE (de). — **Délais judiciaires usuels.** 1 vol. in-8 jésus, broché............... 2 fr.

Cartonné........................... 2 fr. 50

— **Les avocats d'aujourd'hui**....... 7 fr. 50

M

MARCHAL. — **Tarif des douanes.** — (Dernière révision parue). 1 vol. in-18......... 3 fr. 50

MARIAGE. — **De l'intervention chirurgicale,** 1 vol. in-8 raisin.................. 2 fr. 50

MARTINET. — **Le Socialisme au Danemark.** in-18 de 120 pag.................. 2 fr. 50

MARTIN. — **L'Opium.** 1 vol. in-8 écu. 3 fr. 50

MAUMENÉ. — **Chimie photographique.** 1 gros vol. in-8 avec gravures............... 5 fr.

MELLIÈRE. — **Étude chimique des Vératrées.** 1 vol. in-8 raisin.................... 3 fr.

adhésion à leurs sages préceptes ; mais, encore une fois, nous ne croyons pas que l'hygiène seule suffise pour triompher d'une diathèse. La thérapeutique nous offre de trop précieuses ressources pour qu'il soit permis de les dédaigner ; il suffira de mieux la connaître, de savoir en diriger l'emploi dans un sens plus pratique et plus rationnel, pour en retirer tous les bénéfices qu'on est en droit d'en attendre.

C'est en nous plaçant à ce point de vue que nous essaierons d'établir les règles et les indications principales de la *médication iodée* pour la cure de l'arthritisme ; nous ferons en cela moins de la théorie que de la pratique, nous rappelant cet axiôme fondamental de la médecine, que l'expérience seule prouve la valeur des médications « *in medicina majorem vim facit experientià quam ratio.* » (Baglivi).

CHAPITRE PREMIER.

L'ARTHRITISME CHEZ LES ANCIENS. — CONCEPTION MODERNE DE L'ARTHRITISME. — LES MALADIES PAR RALENTISSEMENT DE LA NUTRITION. — LA DIATHÈSE ACIDE.

Les anciens n'attachaient pas au mot « arthritisme » l'acception si large que nous sommes aujourd'hui habitués à lui donner. Ils appelaient de ce nom le rhumatisme et la goutte qu'ils confondaient dans une description commune : *articulorum passio*. Ce n'est qu'à dater du jour où le rhumatisme fut distingué nettement de la goutte, c'est-à-dire à la suite des travaux de Baillou (au XVIe siècle), que le mot *arthritis*, qui n'avait plus sa raison d'être, tomba en désuétude et finit par disparaître du langage médical.

Il n'a été ressuscité que dans la première moitié de ce siècle, par Gintrac et surtout Bazin, qui l'ont appliqué l'un à la goutte, l'autre à un état morbide constitutionnel qui comprend à la fois le rhumatisme et la goutte, considérés comme deux variétés d'une même maladie, ou encore, pour nous servir d'une comparaison de Pidoux, « comme deux branches émanant d'un même tronc. »

R

RAYMOND (Paul). — **Traitement de la syphilis**, en Allemagne et en Autriche. 1 vol in-8 carré............................ 3 fr.

REGAMEY. — **Panorama de Port-Blanc**. Album oblong,............................ 2 fr. 50

REULLIER. — **Deux albums photographiques**. Format oblong................. 5 fr.

RICHEROLLE. — **Chirurgie du poumon**. 1 vol. in-8 raisin........................ 4 fr.

ROBLOT. — **Guide pratique des exercices physiques**. Hygiène et résultats. 1 vol. in-8 carré, fig........................ 2 fr. 50

RODET (Paul). — **Memento d'accouchements**. Rédigé à l'usage des examens de sages-femmes d'après les théories de l'école de la maternité. 1 vol. in-18 raisin.................... 3 fr.

RODET. — **Des climats et des stations climatiques**, traduit de l'anglais du Dr WEBER, 1 vol. in-8 carré........................... 5 fr.

— **Momento d'obstétrique**. — Rédigé exclusivement à l'usage des candidats au troisième examen de doctorat. D'après les théories de l'Ecole de la Maternité. 1 vol. in-8 raisin....... 3 fr.

ROUSSELET. — **Les secours publics en cas d'accidents.** 1 vol. in-8............ 3 fr. 50

S

SABATIER (Camille). — **Touat Sahara et Soudan,** et le chemin de fer transsaharien avec une magnifique carte, 1 vol, in-8 écu........ 6 fr.

— **Les sciences biologiques à la fin du XIXe siècle.** Médecine, hygiène anthropologique, sciences naturelles, etc., publiées sous la direction de MM. Charcot, Léon Collin, V. Cornil, Duclin, Dujardin-Beaumetz, Gariel, Marey, Mathias Duval, Planchon, Trélat, H. Labonne et Egasse, secrétaires.

1 vol. in-8 jésus illustré br.............. 32 fr.

Cartonné.............................. 35 fr.

— **Les sciences médicales en 1889.** Préface DUJARDIN-BEAUMETZ, 1 vol. in-8 carré, cart. 8 fr.

T

TISSOT. — **Comptabilité à l'usage du commerce,** des banques et des administrations. 1 vol. in-8 raisin.................... 6 fr.

— **Les calculs du commerce.** 1 vol. in-8 jésus.............................. 1 fr. 25

— **Le commerce.** 1 vol. in-8 jésus...... 25 fr.

TOUVENAINT. **Traité de la métrite du col.** 1 vol. in-8.......................... 3 fr.

TROUSSEAU (A.). — **Travaux d'ophtalmologie.** 1 vol. in-8.......................... 3 fr.

— **Guide pratique pour le choix des lunettes.** 1 vol. in-18 raisin, couverture en similicuir.............................. 1 fr. 50

TUSSEAU. — **Phtisie.** Voir FOWLER..... 2 fr.

V

VIATOR. — **Le Touriste aux environs de Paris.** Ouvrage illustré, paraissant en livraisons. La livraison.................. 1 fr 25

www.ingramcontent.com/pod-product-compliance
Ingram Content Group UK Ltd.
Pitfield, Milton Keynes, MK11 3LW, UK
UKHW012218240726
13966UKWH00003B/831